看護師のしごととくらしを
豊かにする
⑨

看護師のための
語彙力・対話力

あなたの印象と評価を変える
知っておきたい“言葉のマナー”

吉田裕子

JMP
日本医療企画

はじめに――言葉遣いが変われば、あなたへの評価が変わり、人生・仕事・人間関係が楽しくなってくる！

現代は、看護師の皆さんにもホスピタリティある接遇が期待される時代です。病院を訪れた患者さんやそのご家族は、医師はもちろん、看護師をはじめとするスタッフの言動をよく見ていらっしゃいます。

最近は、インターネット上に、病院の口コミを投稿できるサイトができています。そこには、医療自体の評価・感想に加え、

「感じの悪いスタッフがいる」

「電話応対が最悪」

など、スタッフのホスピタリティに関するコメントが並んでいます。確かな診断・治療を行っていても、応対の悪さが理由で、低い評価を与えられてしまうケースもあるのです。

応対の印象を決める大きな要因が言葉遣いです。

同じように声をかけるにしても、「あのー、ちょっとすいません」と言ったのと、「恐れ入ります」と言ったのでは、大きく印象が異なります。

この病院は信頼できるのか。自分はここで安心して治療を受けられるのか。その判断材料として、スタッフの言葉遣いをチェックしている人もいます。品性や知性の感じられる言葉遣いは信頼につながり、対話の場をひらきます。粗雑で乱れた言葉遣いは不信や不快を招きます。

そもそも、思いも寄らぬ病気やケガに悩む患者さんは、苦痛や不安、恐怖にさいなまれています。そして、救いを求めるように病院を訪れています。張り詰めた心理状態だからこそ、普段よりも人の言葉遣いにデリケートになっていると言えるでしょう。一言一言の影響が大きいのです。重篤な症状を抱えて悩んでいる患者さんは、特にそうでしょう。

もちろん、一分一秒を争う現場では、つい言葉遣いが乱暴になってしまうこともあります。患者さんが医師の指導をあまりに守らない場合、きつい言い方をしてしまうこともあるでしょう。それらは、患者さんを思うが故に、言葉が乱れてしまっているわけです。しかし、その思いの部分が、相手に届かないときもあります。良かれと思っての注意でも、相手のためを思っての叱責でも、根底にある心配や愛情の部分が伝わらなければ、単なる言葉の乱れです。

患者さんやそのご家族というデリケートな立場に置かれた相手に対応しなければならない看護師の皆さんは特に、日頃から言葉遣いに配慮し、とっさのときにも好ましい言い回しができるように準備しておきたいものです。

感情のままに「うるさいですよ！」「静かにしてください！」と注意するより、落ち着いたトーンで「お静かに願えますか」「私語はご遠慮ください」と声をかけたほうが、お互いに気持ちの良いものですし、あなたに対する周囲からの評価は高まるでしょう。


幸い、言葉は後天的に学ぶことができるものです。コミュニケーションに苦手意識がある人には、ぜひ語彙を増やし、言い方のバリエーションを増やしてもらいたいと思います。その場その場にふさわしいフレーズを身に付けておけば、どんな状況にも自信を持って臨むことができます。


本書では、多数のシチュエーションを取り上げています。

次のような5章構成です。興味のある章、必要性の高い章からお読みいただければと存じます。

言葉遣いの基本から学びたい　▼第1章
患者さんへの接し方を確認したい　▼第2章
医師や同僚への接し方を確認したい　▼第3章
依頼や謝罪のコツを知りたい　▼第4章
よくあるトラブルの対処方法を知りたい　▼第5章

なお、言葉を身に付けるコツは、実際に使ってみることです。本書で出会ったフレーズを、日々の仕事に取り入れてみてください。覚えて、使ってみて、相手の反応を見る流れを踏むことで、言葉は自分の語彙に加わります。そして、繰り返し使うことで、どんどん自分に馴染んできて、あなたの一部になるのです。

語彙力を高めるためには、本を読むときの心構えも重要です。読みながら意識すると良いのが、他人事でなく、自分自身の問題として本を読むこと。当事者意識を持って情報を吸収するように意識してみてください。

今回は「看護師のための〜」シリーズということで、できるだけ看護師の皆さんにとって実践的な例文を用意しました。さらに、あなた自身の職場・職務なら、この言葉をどのような場面で、どう使うのか、さらに詳細にイメージしてみてください。読みながら、ありありと想像できるフレーズは、実際の場面でも使うことができるはずです。

手持ちの表現が増えれば、会話に自信が生まれます。自分の思いをどう伝えるか、工夫することが楽しくなってきます。そうすれば、楽しみながら、実力を高めていけるはずです。美しい言葉、豊かな語彙、適切な表現は、あなたの印象を変え、好感度を上げるでしょう。

アメリカの心理学者ウイリアム・ジェームスは、こんなことを言っています。

言葉が変われば心が変わる
心が変われば行動が変わる
行動が変われば習慣が変わる
習慣が変われば人格が変わる
人格が変われば運命が変わる

言葉を学び、進化させることは、あなたの人格を高め、運命を切り拓くことにもつながるのではないでしょうか。

「国語を学ぶことで感受性と対話力を磨いたら、人生はもっと楽しいと思う」――これは、私が国語講師として仕事に臨む上での信条です。本を書くときにも、この思いを胸に、筆を執っています。

語彙力・対話力を学ぶことを通じ、看護師のあなたの仕事や人生がより輝きを増すことを祈念しております。

吉田 裕子

目次

第2章 患者さんやご家族から信頼される言葉遣いの基本

第3章 職場での言葉遣い――相手に合わせた表現力を磨く

第4章 ケース別 依頼・謝罪に使える、役立つ言葉遣い

第5章 事例編 こんなシチュエーションのときにはどうしたら？

第1章

基本のあいさつ＆コミュニケーションの基礎

第1節

あなたは言える？　言えない？日々の仕事に欠かせない基本フレーズ10選

まずは、看護師として患者さんと接する際、よく用いるフレーズを10個選び出しました。毎日使うであろう基本中の基本のフレーズですので、皆さん当然ご存じのことと思いますが、確認・復習しておきましょう。目上の方や社会的地位のある方など、特に言葉遣いに注意を要する患者さんには必須ですので、よく口に馴染ませておきます。基本中の基本だからこそ、この一言が言える・言えないで、あなたへの印象・評価ががらりと変わります。

■①どうなさいましたか

来院した患者さんへの声掛けとしてよく使われます。「おはようございます。本日はどうなさいましたか」というわけです。お困りごとを確認し、適切なご案内ができるようにしましょう。受付以外でも、例えば、病院内でまごまごしている方を見かけたら、「どうなさいましたか」とお声がけして、お役に立てるようにしましょう。「どうしましたか」は少々ぶっきらぼうに聞こえますので、「どうなさいましたか」「いかがされましたか」という、尊敬語を用いた言い方のほうが良いでしょう。

■②恐れ入ります

患者さんに声をかける。お願い事をする。ご理解・ご協力に感謝する。あらゆる場面で使える便利なフレーズです。遠慮し、気を遣う姿勢を表しています。

■③申し訳ございませんでした

謝罪のフレーズは色々ありますが、「ごめんなさい」では日常的な感じがしますし、「すみません」は少々軽く聞こえます。「申し訳ございません（でした）」を基本とすると良いでしょう。

■④お待たせいたしました

待ち時間が長くなっているときは、番号やお名前をお呼びした際、「お待たせいたしました」と一言添えるようにしましょう。電話に関しても、3コール以上お待たせしたときは「お待たせいたしました」と言って出ると良いでしょう。

■⑤ご案内いたします

診察室や病室にお連れするときは、「（私が）ご案内いたします」と言って先導しましょう。遠いときには、「あちらです」と方向を示したり、「突き当たりのお部屋でございます」と説明したりすると、ご安心いただけるでしょう。

■⑥失礼いたします

病室に入るときは、こうしてご挨拶しましょう（出るときは「失礼いたしました」）。採血や清拭で患者さんの身体に触れるときも、驚かせないように「失礼いたします」と一言ことわるべきです。

■⑦お願いできますか

「～してください」と言うのも、気を遣った言い方ではあるのですが、少々押し付けがましい感じにも聞こえます。「ご記入ください」と言われるよりは、「ご記入をお願いできますか」と言われるほうが、やわらかい印象ですね。

■⑧かしこまりました

「分かりました」「了解しました」よりも、上品で丁寧な印象です。要望や相談をお聞きした場合には、担当者・責任者を明確にする意味で「私○○が承りました」と添えると良いでしょう。

■⑨お気になさらないでください

患者さんからお礼を言われたり謝られたりしたときに使えるフレーズです。お手伝いするのはこちらの仕事でもありますので、「ありがとう」に対し、「どういたしまして」と応えるのは、少々恩着せがましい感じもします。謙虚に「お気になさらないでください」と言い、これからも気軽に頼ってほしい、というメッセージを表現します。「お役に立てて嬉しいです」もいいですね。

■⑩お大事になさってください

患者さんをお見送りするときの、病院ならではの挨拶です。もう少しあらたまった「ご自愛ください」、それぞれの季節に応じた「朝夕冷え込みますから」「暑さが続きますよ」などの声かけもできると良いですね。

第2節

何かと便利な「クッション言葉」のバリエーションを増やそう

患者さんやご家族とお話しする際には、何かと気を遣うものです。そこで便利なのが、「クッション言葉」です。

クッション言葉は、言いにくい話を切り出す際、前置きに使うフレーズのこと。例えば、「すみませんが」のように、相手を気遣ったり、遠慮したりする姿勢を表現します。

患者さんや同僚に何かをお願いするとき、いきなり「○○してください」と言うと、少し乱暴に聞こえる場合があります。手間のかかること、不快を伴うことをお願いするケースでは、「ご面倒をおかけしますが、○○をお願いいたします」のように、一言、前置きがあったほうが良いでしょう。

クッション言葉には、この「ご面倒をおかけしますが」のように、相手の気持ちを想像して寄り添うようなフレーズもあれば、「心苦しいのですが」のように、自分の側の遠慮の思いを伝えるものもあります。押し付けがましく聞こえないよう、「差し支えなければ」「可能な範囲で」のように、限定するクッション言葉を

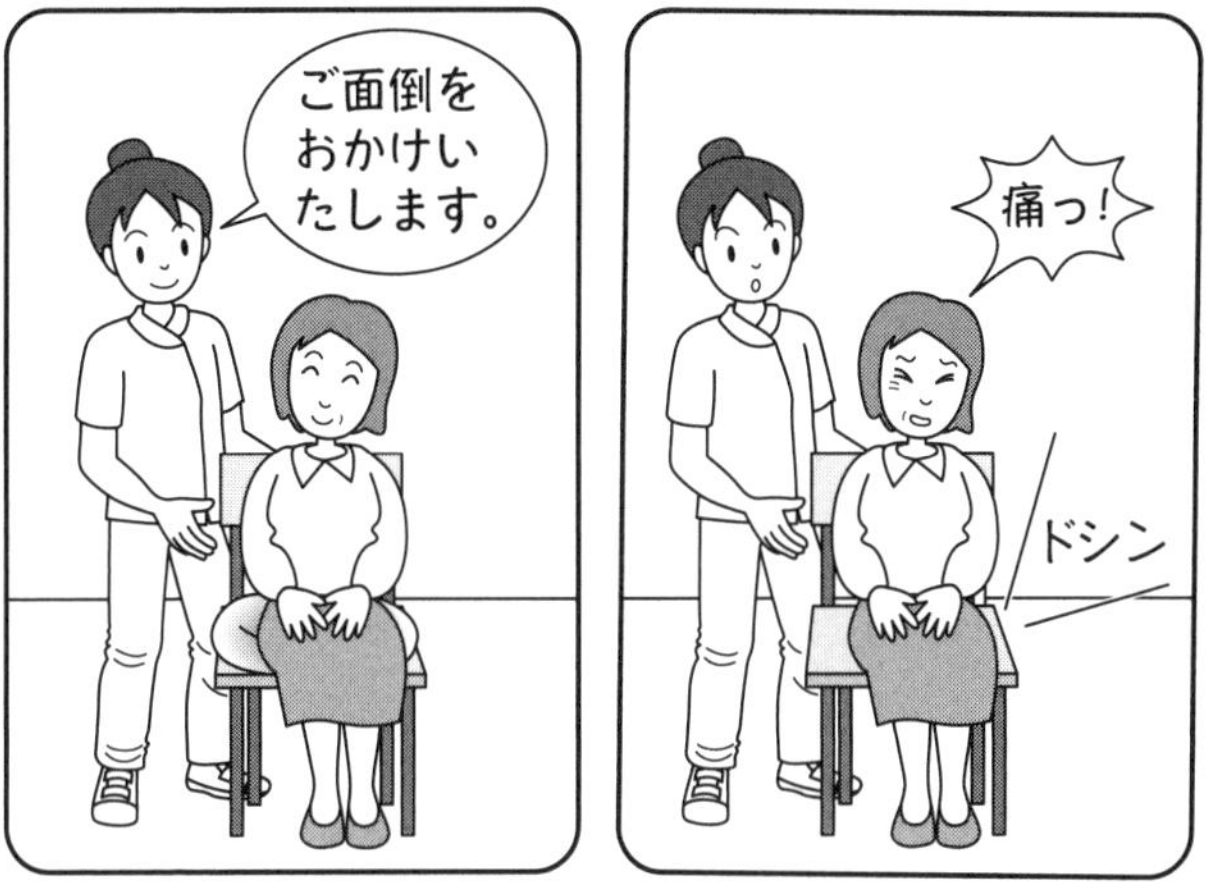

付けることもあります。

ネガティブな印象を与えかねない状況では、こうしたクッション言葉の力を借りることで、円滑に乗り切ることができるのです。

なお、クッション言葉が有用だとは言っても、毎回同じフレーズを言うのでは、しつこく感じられます。バリエーションを豊かにしておくと良いでしょう。

文頭だけでなく文末にもクッションを!

普通、前に添える一言をクッション言葉と呼んでいますが、実は、後ろにも、言葉をやわらげる工夫をすることができます。後ろ、つまり、文末表現を工夫するのです。

例えば、

「ぜひお力をお貸しください」

という言い方の場合、手伝ってもらえると最初から確信しているかのような、押し付けがましい印象があります。それを、

「お力をお貸しいただけないでしょうか」

「お力をお貸し願えませんか」

というような疑問の形にすれば、相手の都合や考えを尊重する言い方になります。

「お力をお貸しいただけたら幸いです」

「お力をお貸しくださると助かります」

というような仮定の形を使用すれば、あくまで遠慮がちにお願いしているという低姿勢を表現することができます。

クッション言葉30——あなたはいくつ使いこなせていますか?

使ったことがあるものにチェックを入れてみましょう。使ったことのない言葉は、自分の仕事では、どのような場面で使うことがあるかイメージしてみましょう。

□恐れ入りますが
□恐縮ですが
□失礼ですが
□すみませんが
□不躾《ぶしつけ》ですが
□早速ですが
□申し訳ありませんが
□心苦しいのですが
□ご多忙のことと存じますが
□お手数をおかけしますが
□お手間を取らせますが
□ご迷惑をおかけしますが
□あいにくですが
□差し支えなければ
□お嫌でなければ

□もしよろしければ
□できましたら
□少しで構いませんが
□可能な範囲で結構ですが
□申し上げにくいのですが
□勝手を申し上げますが
□ご面倒をおかけしますが
□ご期待にそえず申し訳ありませんが
□残念ながら
□せっかくですが
□光栄なのですが
□ありがたいお話なのですが
□ご足労をおかけしますが
□お言葉を返すようですが
□お節介ですが

第3節

ネガティブイメージをポジティブイメージに変える話し方とは？

患者さんやご家族は、思わぬ痛みや不調にデリケートになっています。健康なときなら特に気にならない程度の発言でも、崖から突き落とされたかのように気持ちが沈んでしまうことがあります。

例えば、病気でお風呂に入れない生活を送っている患者さんで、「臭い」という単語に、敏感になってしまった方がいます。「臭い」という単語が聞こえると、自分のことを言われているように感じて、1日落ち込んでしまうそうです。

他にも、人の訃報に敏感になり、そうしたニュースを耳にすると憂鬱になる患者さんもいます。

患者さんらのそうした心理状態を思いやり、雑談などの話題選びには気を付けたいものです。

ネガティブにならないよう配慮するのは、口調も同じです。同じ内容を言うのでも、捉える視点を変えたり（29ページ図解参照）、ちょっと文末を変えたりするだけで、大きく印象が変わります。

例えば、「どうして○○しなかったんですか？」という言い方。これは、問い詰めるような、高圧的な口調に感じられるので、ふさわしくありません。「○○を妨げたのは何でしょう？」と一緒に考える言い方、「どうしたら○○やれるでしょうかね」と未来志向で考える言い方を心がけたいものです。

印象が変わると言えば、話す順番も重要です。

A「天気は良いけれど、頭痛がひどい」

B「頭痛がひどいけれど、天気は良い」

という2つは、内容としては同じです。しかし、Bのほうが前向きな感じがします。日本語の場合、後ろが結論部分になるので、後ろに明るい内容を持ってくると、全体が明るい印象になるのです。

ポジティブな印象を残す話し方を心がけましょう。

医療現場では避けるべき話題

先述の通り、命の関わる医療現場では、芸能人の訃報など、死を連想させるような縁起の悪い話は言わないほうが良いでしょう。

それ以外にも避けたほうが良い話題としては、

①宗教や信仰に関する話

※ただし、一部の宗教は戒律等により治療方法に制限がある場合がありますので、その場合は、患者さんやご家族に十分にヒアリングをしておきましょう。

②政治に関する話

③芸能ゴシップに関する話

④病院スタッフや患者さんの人間関係に関する噂話

⑤看護師の立ち入れない、病状や治療方法などの医師が責任を負う内容

などが挙げられます。品位が下がるような話、価値観のズレによって大きな対立が生じかねない話などは避けるべきなのです。

他にも、足を悪くしてしまった患者さんの前で、海外旅行の計画を話す、など、それぞれの患者さんにとって聞いていて嬉しくない話題があると思います。友人や家族との人間関係と同様に、相手の性格や置かれた環境をその都度踏まえて話題を選びましょう。

図解 ネガティブ→ポジティブ言い換え例

ネガティブ		ポジティブ
～のせいで	▼	～のおかげで
すみません	▼	ありがとうございます
20分ほどお待ちください	▼	20分後にはご案内できます
あと5分しかありません	▼	あと5分あります
今すぐには分かりません	▼	お調べする時間を頂戴できますか
それはこの窓口ではありません	▼	それはあちらの窓口です
定期的に来ていただけないと良くなりませんよ	▼	定期的に来ていただけると効果が表れやすいです
○日のご予約は無理です	▼	●日以降ならご予約は可能です
今月中、外出はダメですね	▼	いつ外出ができるか医師に聞いてみましょう

第4節

不安につながる「あいまい」表現を避ける

前節では、ネガティブな話題が気持ちを落ち込ませるということをお話ししましたが、もう1つ良くないのは「分からない」ことです。人間は、分からないという状態にストレスを強く感じます。

私の知人に、得体の知れない腹痛に苦しんでいた人がいます。色々と病院も回ってみましたが、原因が分からないのです。彼の話を聞いていると、腹痛自体の苦痛はもちろん、その原因が分からないことのストレスも大きいと感じました。十何件、病院を回ったところで、ある大きな病気であることが分かったのですが、それを語る本人の口ぶりは、意外なほど明るいものでした。自分の腹痛に名前がついたことに、言いようもないほどの安堵を覚えたのだそうです。人は「分からない」状態が最も苦しいのだと思い知ったエピソードでした。

こうした精神的な不安軽減に加え、病気の正体が分かれば、何かしら治療や対策も取ることができます。「分からない」が「分かる」になることは、とても重要です。

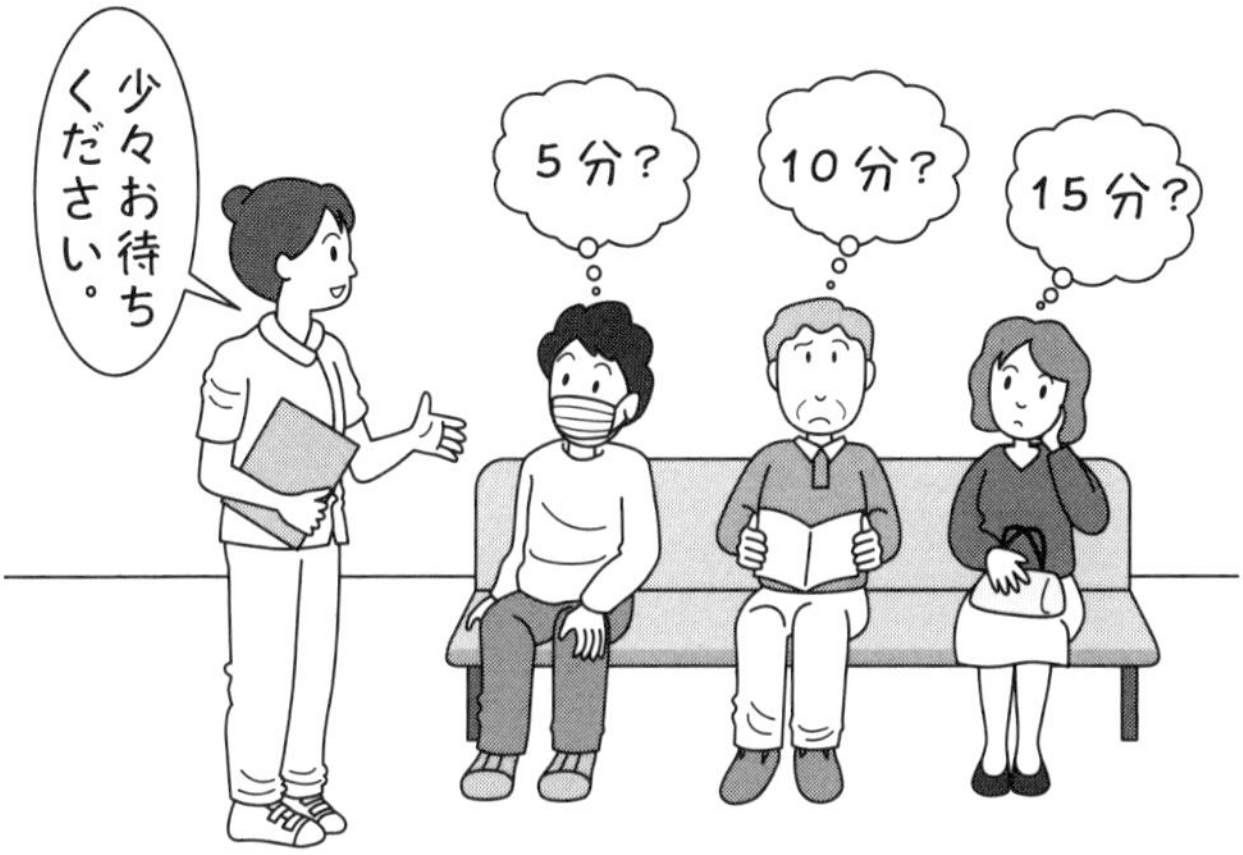

それは、日常的な些細なことでも同じです。

外来の混雑時にはよく「少々お待ちください」という案内が聞こえます。

ただ、この「少々」はあいまいで、具体的にどれぐらいなのかが分かりません。その分からなさは、患者さんやご家族の不安やストレスにつながります。10分なのか、30分なのか、1時間なのか。ゴールの見当が付かない中で待ち続けるのは苦しいのです。もし、「少々」が15分程度だと分かれば、「今のうちにトイレに行っておこう」などと、自分の行動を検討することができます。

見通しが立ちにくいことではありますが、

「○分お待ちください」

「○名お待ちです」

と具体化できると良いでしょう。なお、見込み時間に関しては、自分の見立てよりも長めに伝えておいたほうがトラブルを避けられます。待たせている罪悪感もあり、どうしても希望的観測で短く伝えたくなりますが、見込みを伝えてそれよりも長く待たされたときに、怒りを爆発させる患者さんもいます。

なお、こうした具体化の心がけは、患者さんに指示を出す場合も欠かせません。

指示の中に、

●ちゃんと
●きちんと
●しっかり

のような、あいまいな言葉が出てきたら、できるだけ具体化するようにしましょう。「ちゃんと寝てくださいね」ではなく、「毎日7時間以上寝てくださいね」と言うようにするのです。

第5節

敬語の基本――尊敬語、謙譲語、丁寧語の上手な使い分け

患者さんやご家族はもちろん、医師や上司・先輩と話す際にも、敬語は欠かせません。とは言え、敬語は苦手、という人も増えています。

一口に敬語と言われますが、大きく3種類に分けることができます。話し手（書き手）が、誰に敬意を払っているかで種類が分かれます。

- 尊敬語 (例) Aさんが**お越しになる**　**動作主のAさんに敬意**
- 謙譲語 (例) Bさんを**お呼びする**　**動作対象のBさんに敬意**
- 丁寧語 (例) Cさんが**担当します**　**この話を聞いている人に敬意**

それぞれの敬意の表し方の違いを見ていきましょう。

■尊敬語

目上の人の動作について、敬意をこめて表現するのが尊敬語です。目上の人の

関わること、持ち物に関して「お（ご）〜」を付けて、「ご連絡」「お荷物」などと言うのも尊敬語と呼びます。

つまり、「動作主・持ち主が敬うべき人のとき、使うのが尊敬語」と覚えましょう。

動詞を尊敬語に改める方法は大きく2種類あります。

1つ目が、元の動詞の前後に言葉を付ける方法です。「お（ご）〜になる」「（お・ご）〜なさる」「〜れる・られる」のいずれかを付けるのが基本ルールですが、会話では「〜ていらっしゃる」を付ける人も多いです。

もう1つは、動詞自体を変えるという方法です。すべての動詞に特別な語があるわけではありませんが、「食べる」であれば、「召し上がる」と変えることができます。（37ページ図解参照）

■謙譲語

相手を上げるのでなく、自分を下げる（へりくだる）ことで、敬意を表現するのが謙譲語です。自分の側の動作に関し、動詞に「お（ご）〜する」「お（ご）〜いたす」などを付けるか、特別な敬語動詞に改めることで謙譲語にすることができます。

気を付けたいのは、下げるのは自分だけではない点です。自分に加え、自分の身内に当たる人物も下げて言います。患者さんやご家族と話すときには、病院側の人間のことは下げて言います。仮に院長であったとしても、患者さんに対しては「院長の田中がそう申しておりました」というように謙譲語を使います。

動詞を謙譲語に改めるには、尊敬語同様、2種類の方法があります。

1つ目が、「お（ご）～する」「お（ご）～いたす」「お（ご）～申し上げる」を付ける方法です。

例えば、「渡す」という言葉に「お～する」を付けると、「お渡しする」に変わります。

たいてい丁寧語「～ます」も一緒に使われますので、実際に耳にするのは、

「お渡しします」

「お渡しいたします」

「お渡し申し上げます」

という形でしょう。

なお、自分（たち）の動作でも、何から何まですべて謙譲語にするわけではあ

りません。「(目上の人に) 渡す」「(目上の人を) 呼ぶ」「(目上の人を) 案内する」と言うときなど、目上の人に対して働きかける動作に用いることが一般的です。

近年、「渡させていただく」というように、「～せて (させて) いただく」を付ける形を謙譲語のつもりで使う人がいます。ただし、これは元来「相手の許可を得て恐れ多くもやらせていただく」という意味の表現です。あまりに使い過ぎると、おべっかのようにも聞こえ、わずらわしく感じられます。

■丁寧語

動作主や動作対象が誰かはさておき、その発言を聞いている人、その文章を読んでいる人に対して敬意を払うのが丁寧語です。文尾に「～です」「～ます」(より丁寧にしたいときには「～ございます」) を付ければ、丁寧語になります。3種類の敬語の中で一番分かりやすい敬語だといえるでしょう。

図解 特別な言葉に変わる敬語

特別な言い方に変わる尊敬語（＝相手の動作に使う）

もとの言葉	尊敬語	もとの言葉	尊敬語
言う	おっしゃる	知っている	ご存じである
いる・行く	いらっしゃる	くれる	くださる
来る	お越し（お見え）になる いらっしゃる	見る	ご覧になる
着る	お召しになる	寝る	お休みになる
する	なさる	買う	お求めになる
食べる 飲む	召し上がる	座る	おかけになる

特別な言い方に変わる謙譲語（＝自分の動作に使う）

もとの言葉	謙譲語
言う	申し上げる 申す
いる	おる
行く 尋ねる	参上する うかがう 参る
する	いたす
食べる	いただく
知っている	存じ上げる 存じる
もらう	いただく たまわる 頂戴する
見る	拝見する

もとの言葉	謙譲語
見せる	お目にかける ご覧に入れる
会う	お目にかかる
知らせる	お耳に入れる
聞く	承る 拝聴する
質問する	うかがう
あげる	差し上げる 献上する
借りる	拝借する

図解 正しい敬語に直す練習問題

次の文の下線部を、カッコで指定された敬語に改めましょう。

設問

①お手洗いはそちらにある。（丁寧語に）
②採血を担当します、田中と言います。（謙譲語に）
③朝食は食べたんですか？（尊敬語に）
④詳しくはこちらの書類を見てください。（尊敬語に）
⑤記入してもらえますか？（謙譲語に）
⑥近々提出します。（謙譲語に）
⑦普段は右手で鞄を持っているんですね。（尊敬語に）
⑧ご連絡をくれますか？（尊敬語に）
⑨どうぞ率直に言ってください。（尊敬語に）
⑩変更したいということですね。（尊敬語に）

解答

①あります／ございます

②申し　対象を敬うときに使う「申し上げる」では、不適切です。

③召し上がった　「お食べになった」でも誤りではありませんが、特別な動詞があるときにはそちらを使うのが一般的です。

④ご覧になって／ご覧

⑤いただけ

⑥ご提出し／ご提出いたし／ご提出申し上げ

⑦お持ちになっている／持っていらっしゃる　前者は「持つ」、後者は「いる」の部分を尊敬語にしています。「お持ちになっていらっしゃる」と両方尊敬語にすると、少々くどい表現です。

⑧ください　今回は「尊敬語」という指定ですので、「ください」が正解ですが、実際の会話では「くれますか?」と「もらえますか?」が同義なので、謙譲語を取り入れ、「いただけますか?」「頂戴できますか?」とも言います。

⑨おっしゃって

⑩ご変更になり　最初に「ご」を付けるだけだと、「ご～する」という謙譲語になってしまいます。「ご～になる」という尊敬語の形を完成させましょう。

第6節

慣れた人でも〝つい〟間違いやすい敬語

敬語の基本原則が分かっているはずの人でも、会話の中で、つい間違えてしまうことがあります。例えば、

「お車でお越しになられたんですか」

「お食事はいつもと同じようにいただいてください」

はどちらも間違っていますが、どこが違うかお分かりですか？

それぞれ、説明しましょう。

■敬語表現を盛り込み過ぎるのも失礼

現代語においては、尊敬語を重ねて用いる二重敬語は誤りとされます。「お分かりになられる」というように、「お（ご）～になる」と「～れる・られる」を重ねて使っている例が見られますが、これは誤りなのです。

それは、「おっしゃる」「召し上がる」のような、特別な動詞に変わる尊敬語でも同様です。「おっしゃる」などの言葉がすでに尊敬語なのですから、さらに「お（ご）～になる」「～なさる」「～れる・られる」を付けるのは、しつこい表現な

のです。

したがって、先ほどの「お越しになられた」も、「お越しになった」「来られた」のどちらかで十分なのです。

二重敬語は文法的な誤りであるだけでなく、敬語を使い過ぎているせいで、相手にこびへつらう、卑屈な態度に感じられます。何事も、ほどほどが一番。敬語は過不足なく、ちょうど良く使わなくてはなりません。

■尊敬語と謙譲語の混同

目上の人物が主語のときには尊敬語、自分や身内が主語のときには謙譲語を使うのが原則です。それなのに、うっかり、

「A様が申し上げたように」

と混同してしまう人がいます。この場合、主語はお客様であり、尊敬語を使用しなくてはならないのに、「申し上げる」という謙譲語を用いてしまったわけです。正しくは、「A様がおっしゃるように」です。

こうした失敗を犯さないためには、常に主語（動作主）を認識しながら話すことが重要です。「～は」「～が」で表される主語が誰なのかを考え、

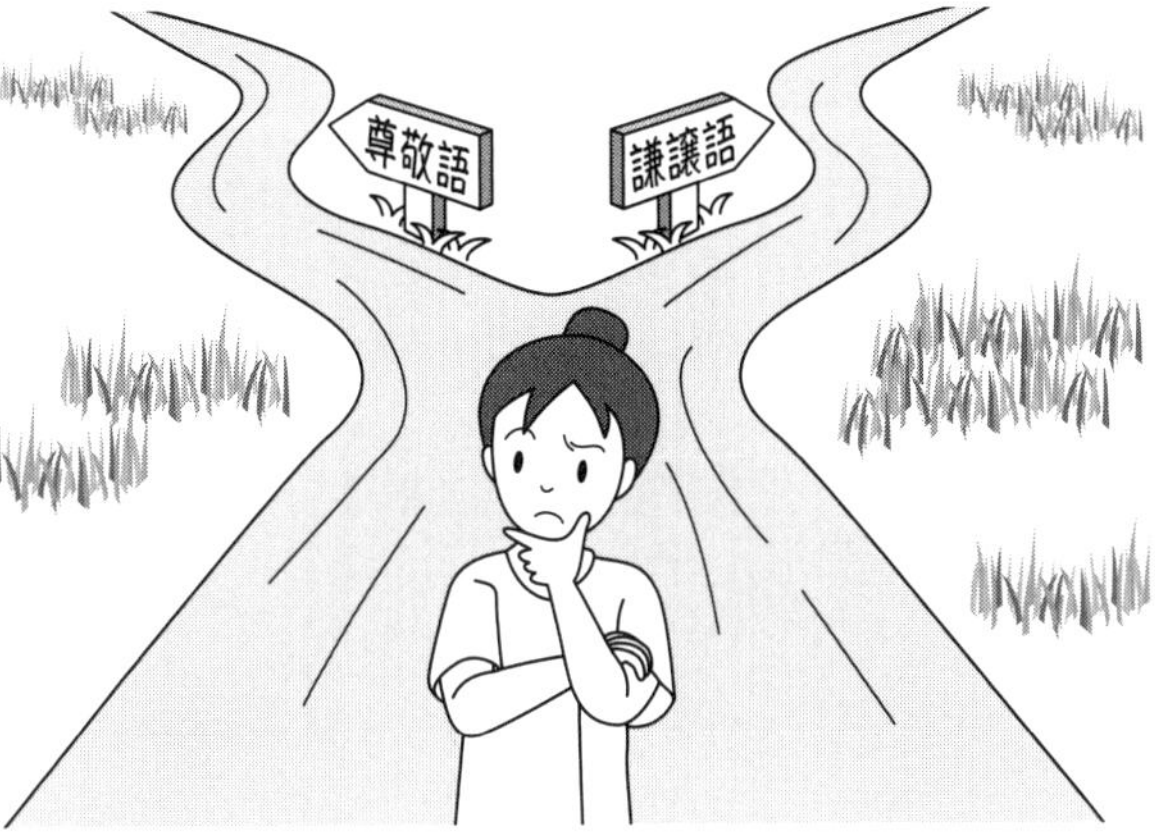

●主語が目上の人　↓尊敬語
●主語が自分や自分の身内の人　↓謙譲語

という使い分けを徹底します。それは、主語が省略されていても同じです。

なお、特に混同しやすいのが「お（ご）～する」という謙譲語です。

「お渡しする」「お伝えする」のように用いる「お～する」は謙譲語です。しかし、「お～」が付くため、尊敬語であると勘違いしている人が見られます。その結果、

「アンケートをお書《か》きしたら、受付にお渡《わた》ししてください」

などという誤りが出てきてしまうのです。

正解は「お書きになったら」「お渡しになってください」です。尊敬語の場合は「お（ご）～になる」を付けるのですね。

図解

尊敬語・謙譲語の混同されやすい動詞

尊敬語	謙譲語
おっしゃる	申す 申し上げる
いらっしゃる お見えになる	参る うかがう
召し上がる	いただく
ご存じである	存じる 存じ上げる
ご覧になる	拝見する

図解 間違いやすい敬語の練習問題

1 設問 次の文のうち、敬語の使い方が適切なのはどちらですか。

①A ようこそ、山田様。お待ちしておりました。
B ようこそ、山田様。お待ちでした。

②A さすが田中様はいろいろと存じ上げてますね。
B さすが田中様はいろいろとご存じですね。

③A 佐藤様はどちらの日程になさいますか。
B 佐藤様はどちらの日程にいたしますか。

④A 注意書きを拝見してください。
B 注意書きをご覧になってください。

⑤A ご不明点はあちらの窓口でお聞きしてください。
B ご不明点はあちらの窓口でお聞きになってください。

⑥A 後藤様のお宅に、院長がいらっしゃいます。
B 後藤様のお宅に、院長がうかがいます。

1 解答

①A 「お待ちです」の「お待ち」は、待つことを尊敬語の名詞にしたものです。「お客様がお待ちです」のように使います。

②B 「存じ上げる」は「知る」の謙譲語です。尊敬語は「ご存じ（である、になる）」です。

③A 「佐藤様」が主語ですので、尊敬語を使用しましょう。

④B 「～ください」と相手に呼びかけているので、尊敬語を使用しましょう。

⑤B これも④同様、「～ください」と相手に呼びかけているので、「お～になる」という形の尊敬語を使うのが適切です。

⑥B 外の人間（後藤様）に、身内の人間（自分の病院の院長）が訪ねていくわけです。身内の人間の動作には謙譲語を使用します。尊敬語「いらっしゃる」でなく、謙譲語「うかがう」が適切です。

2 設問 次の下線部は敬語の使い方が誤っています。適切な言い方に改めましょう。

①筆記具をご用意しておりますが、ご使用しますか？
②こちらのお菓子は、ご自由にいただいてください。
③佐藤様の申されました通りです。
④ご家族の皆様、資料はもう拝見されましたか？
⑤患者様がお見えになられました。
⑥まず私から拝見し申し上げます。
⑦先日、私の父も還暦を迎えさせていただきました。

2 解答

①ご使用し→ご使用になり
「ご（お）～する」は謙譲語です。「ご（お）～になる」が尊敬語ですので、そちらに改めます。

②いただいて↓召し上がって
「いただく」は謙譲語です。客が食べるので、尊敬語の動詞に改めます。
③申されました↓おっしゃった、おっしゃいました
「〜れ」の部分が尊敬語の助動詞「〜れる」なので、当人は尊敬語にしたつもりかもしれませんが、そもそも、謙譲語の動詞「申す」を使っている点が不適切です。
④拝見されました↓ご覧になりました
考え方は③同様です。「拝見する」は謙譲語の動詞ですので、尊敬語に置き換えます。
⑤お見えになられ↓お見えになり
尊敬語の表現が重複しています（「お見えになる」と「〜れる」）。現代語では基本的に、二重敬語は使用しません。1つに改めます。
⑥拝見し申し上げ↓拝見し
謙譲語の表現が重複しています（「拝見する」「〜申し上げる」）。これも1つに改めます。なお、「〜申し上げる」という形で、何か他の動詞に付属している場合の「〜申し上げる」には「言う」という意味はなく、単に、動詞を謙譲語

にする効果だけを持っています。

⑦迎えさせていただきました↓迎えました
父が還暦を迎えるのは、相手の許可を得てさせてもらうことではありませんので、過剰な気の遣い方です。「迎えました」と丁寧語にだけすれば、十分です。

COLUMN 1 あらたまったオトナの言葉遣い

接遇では、呼び方１つとっても、相手を高めたり自分を低めたりする表現を用います。自然と口から出るように慣れておきましょう。

相手への敬意を意識していない呼び方	相手への敬意を意識した呼び方
私（わたし）、僕、俺	私（わたくし）
私達（わたしたち）	私（わたくし）ども
あなた達	あなた方（がた）、皆様
～人	～名様

それ以外にも、日常会話よりもあらたまった単語を使用する例が見られます。相手に対する敬意とともに、知性・品格を印象付ける表現ですので、ぜひ使いこなせるようにしておきましょう。

日常語	望ましい言い方
さっき	先ほど
すぐに	さっそく
後（あと）で	後（のち）ほど
今回	このたび
今日	本日
明日（あした）	明日（あす、みょうにち）
昨日（きのう）	昨日（さくじつ）
この間	先日
ちょっと	少々
とても	大変、誠に
こっち	こちら
あっち	あちら
どうですか	いかがですか
大丈夫ですか	よろしいですか

第2章

患者さんやご家族から信頼される言葉遣いの基本

第1節

受付対応の基本フレーズ

あなたが受付を担当する場合、患者さんやご家族は、医師に会うより先にあなたに会います。受付での応対が、病院の第一印象になります。

大きな病院の受付担当の場合、1日に何百人を相手にすることもあるわけで、1人の患者さんは何百人のうちの1人という感覚かもしれません。しかし、先方からすれば、この病院の受付はあなた1人で、対応がいまいちな場合ははっきりと記憶に残ります。

実際、病院に寄せられる苦情には、受付対応に関するクレームも多いものです。これは実際にある病院に寄せられた声です（病院や個人が特定されないよう、一部情報を省略しています）。

●「仕事中に話しかけたこちらがいけなかったのですが、ものすごく感じが悪かったです。面倒くさいという表現がぴったりの顔と口調でした。命を預かる現場とは思えませんでした」

●「言葉遣いが気になります。老人、高齢者はあなたたちの友人ではないです。どの立場だと思っているのか知りませんが、敬語を使うべきと考えます」

●「受付の女性に笑顔がなく、話し方が冷たいので、改善してほしい。こちらは不安でいっぱいなのに、応対が悪かったのが残念でした」

このように思われないよう、復習の意味で、ここで基本の受付対応の流れを確認しておきましょう。

図解　受付対応のフレーズ

①おはようございます。／こんにちは。本日はどうなさいましたか。
▼
（予約制度がある場合）ご予約は承っておりますか。
▼
②診察券と保険証をこちらにお願いいたします。
▼

（初診の場合）お手数ですが、問診表をご記入いただけますか。
（面会希望のご家族などの場合）どちら様にご面会ですか。

◀

③順番にお呼びいたします。おかけになってお待ちください。

◀

④●番の方、お待たせいたしました。診察室にどうぞ。
or ○○様、ご案内いたします。

第2節

患者さんやご家族を手伝う際の言葉遣い

ここでは、患者さんやご家族をサポートする上で覚えておきたい言葉遣いをご紹介します。

援助を申し出る際のフレーズ

病院は怖い場所、医師や看護師は遠い存在——そう感じている患者さんもいらっしゃいます。困っていても、近くにいる看護師になかなか話しかけられない場合もあるのです。ぜひ、一流ホテルのサービススタッフになったつもりで、周囲を見渡し患者さんの様子に気を配ってみてください。かゆいところに手が届く、そうした病院を目指したいものです。お困りの様子に気が付いたら、以下に挙げるようなフレーズでお声がけしましょう。

●どうなさいましたか。

●いかがされましたか。
●お力になれることはありますか。
●お困りのことはありますか。
●何かお手伝いしましょうか。

外来の受付であろうと入院棟であろうと、どうしたら良いかわからずに困っている人を見かけたら、こちらから声をかけるようにしましょう。詰問に聞こえないよう、笑顔で、やわらかい声のトーンで話しかけるようにしてください。

●ご不明な点はございますか。
●わかりにくい点はございませんでしたか。

書類の記入をお願いしたり、手続きの説明をした後には、わからない点がないか尋ねるようにします。ただし、「わからないところはありますか」という訊き方は、少々ぶっきらぼうで、相手の理解力のなさを責めるような、きつい印象を与えることがありますので、右の2つの言い方のどちらかを使うと良いでしょう。

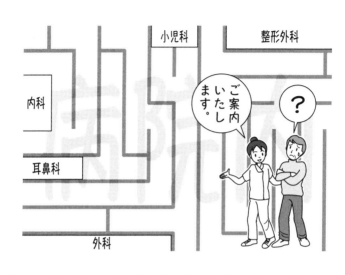

●遠慮なくお声がけくださいね。
●何なりとお申し付けください。
●いつでもお力になります。

看護師はこまごました作業に追われがちです。忙しいというオーラが出ていると、患者さんやご家族は声をかけにくくなってしまいます。身体に異変があっても、言い出せない場合があります。そのようなことを避けるために、いつでも遠慮なく声をかけて構わないのだ、ということを伝えておきましょう。

●ご案内いたします。
●○○の場所はおわかりですか?

大きな病院はまるで迷路のよう。そうでなくても、知らない建物の中というのはわからないものです。診察室やお手洗い、食堂など、慣れていない患者さんには、丁寧にご説明するようにしましょう。

●失礼いたします。○○させていただきます。

体温や血圧の測定、採血、清拭、体位交換などの際は、患者さんの身体に触れることになります。驚かせないよう、また、無礼にならないよう、一言ことわります。また、相手の許可をもらってやらせてもらうことを意味する「○○させていただきます」を使って、状況を説明すると良いでしょう。

謝られたときやお礼を言われたとき

お手伝いをすると、患者さんから謝罪やお礼の言葉をもらうときがあります。そうした際の返し方をご紹介します。「まあ、仕事ですから。当然ですよ」という事務的な態度にならないよう、にこやかに応答して。

●お気になさらず。

●お気になさらないでください。

相手が恐縮しているようなら、そんな風に気にしなくていいよ、と声をかけましょう。

●むしろ、お手伝いできて嬉しいです。

●お役に立てたのでしたら、光栄です。

●お力になれましたかどうか。

患者さんは「負担をかけた」と恐縮しているのかもしれませんが、こちらとしては、お手伝いできたことがむしろ嬉しく、誇らしいことなんです——そう伝えることで、謙虚な印象になります。特に「お力になれましたかどうか」は「お役に立てたかどうか自信はない」と遠慮しています。

第3節

話を引き出す質問の仕方

「きく」には「聞く」「聴く」「訊く」の3種類、その違いは？

ひとえに「きく」といっても、話のきき方には様々なレベルがあります。漢字変換で覚えるとわかりやすいでしょう。

まず「聞く」。これは単純に、話が聞こえている状態です。看護師の場合、アンテナを張って、できるだけ色々な声・音を「聞く」ことができるよう努める必要がありますね。

次に、相手の話に集中して聞いている「聴く」です。頷きながら熱心に聴いてもらえると、話す側は嬉しいものです。聴いてもらえているという安心感から、積極的に話すことができます。話を引き出されるわけです。患者さんの話をきく際には、「聴く」のであると意識し、話しやすい雰囲気を作りたいものです。

最後に「訊く」です。この字は「訊問（＝尋問）」という熟語に使われることからも分かるように、きく側が積極的に質問をする状態です。よい質問は会話を盛り上げます。ただし、やり過ぎると、発言を遮るように聞こえたり、反論しているように聞こえたりする場合があります。この看護師は上に報告しなければいけないことを事務的に確認しているのだな、と受け取られてしまうことにもつながります。訊き方には注意したいものです。

ここでは「聴き方」「訊き方」のヒントになるあいづち、返しを紹介します。

「あいづち」にもNGがある

学生までの癖で、「うん、うん」「へ〜」「で？」「それ」「え、嘘」などとあいづちを打ってしまう人がいます。馴れ馴れしく聞こえてしまいますので、気を付けましょう。

また、「でも」「それは」「いや」というあいづちのくせがある人も注意しましょう。相手に反論する癖が付いている可能性があります。話を遮られると、相手はイライラしてしまいます。一度、最後まで受け止めてから、疑問を投げかけるほうが効果的です。

話を盛り上げるための「聴く」作法

相手の話を聴く際には、「ええ」「はい」などと頷きながら、笑顔で聴くようにしたいものです。その中に、わざとらしくない範囲で、

「さようでしたか」
「なるほど」
「たしかに」
「おっしゃる通りです」

というような、相手の話に感心・納得するフレーズを織り交ぜます。

さらに、それを進めて、

「と言いますと？」
「○○のあたり、もう少し詳しくうかがいたいのですが」

のように、相手の話を引き出すあいづちができるようになれば、聞き上手だといえるでしょう。

また、相手の話をきちんと聴いていることが伝わるのが、相手の言っていることを繰り返す**オウム返し**です。ただし、あまりにオウム返しばかりしていると、

バカにしているようにも感じられますので、ときには、

「(つまり／要するに)～ということですね」

と、相手の話したことを自分なりにまとめる(要約する)とよいでしょう。

話を広げるための「訊く」作法

質問をする場合には、次の2種類の質問を知っておくとよいでしょう。

■①クローズドクエスチョン

「のどの痛みはいつ頃からですか?」

「今日はどなたがお見えになるのですか?」

「お熱は測りましたか?」


などのように、「YES」か「NO」で答えたり、単純に事実を答えたりすれば良い質問です。5W1Hで言うと、「WHEN」「WHERE」「WHO」「WHAT」を中心とした部分です。単に事実確認をしたい場合、また、会話が弾んでいない段階での取っ掛かりで用いると効果的です。

■②オープンクエスチョン

「退院したら、どうなさりたいですか？」

というように、答えが限定されず、自由に広がっていくタイプの質問です。5W1Hで言うと、「WHY」や「HOW」を中心とした部分です。ある程度、信頼関係ができてこそ訊くことのできる質問形態です。

いきなり自由度の高いオープンクエスチョンばかりだと、すぐに沈黙に陥ってしまいがちです。まずは、クローズドクエスチョンで会話のキャッチボールを成立させるようにしましょう。

こうしたコツを覚えておくと、人見知りだと悩んでいる人でも、患者さんたちとスムースに会話ができるようになりますよ。

第4節

電話応対の定番フレーズ

電話応対の難しさ

直接顔を合わせていれば、表情や仕草などでニュアンスを補うことができます。また、書いたり資料を見せたりすることで、説明をわかりやすくすることもできます。しかし電話では、言葉と声色だけですべてを伝えなくてはなりません。ですから、より丁寧で、わかりやすい言葉遣いが求められます。

また、電話を受けるときも、かけるときも、病院を代表するぐらいの心づもりが必要です。お店やコールセンターに問い合わせの電話をかけたときに、いい加減な応対をされたことはありませんか？　イライラし、その会社全体のサービスの質に疑問を持ったという人もいるかもしれません。これは、みなさんの電話の受け方・かけ方でも同じです。病院全体の信用や印象を左右するかもしれないのです。ぜひこの節で、電話の言葉遣いを習得しましょう。

電話を受けるときの流れと言葉遣い

電話はできるだけ早く取りたいものです。3コール以上待たせてしまったら、「お待たせいたしました」と詫びるのがマナーです。

まず受けた側が「お電話ありがとうございます。●●クリニックです」と名乗りましょう。相手が名乗ったら、「○○様ですね。本日はどうなさいましたか」と、用件を聞き出しましょう。病院にかかってくる電話のほとんどは、

①予約の希望
②診察日や診察時間の問い合わせ
③病院の場所の問い合わせ

ですので、いずれもすぐに答えられるよう、電話近くに情報を用意しておきましょう。

医師に用事があるという電話の場合、診察の状況や用件の緊急性を踏まえて、すぐに取り次ぐか伝言を預かるかを判断します。代診などで、医師不在の状況であれば、伝言を預かるか、戻りのタイミングを伝えて改めてお電話いただくよう依頼します。

終わりの印象も肝心です。予約を受けたり伝言を預かったりしたときは、「わ

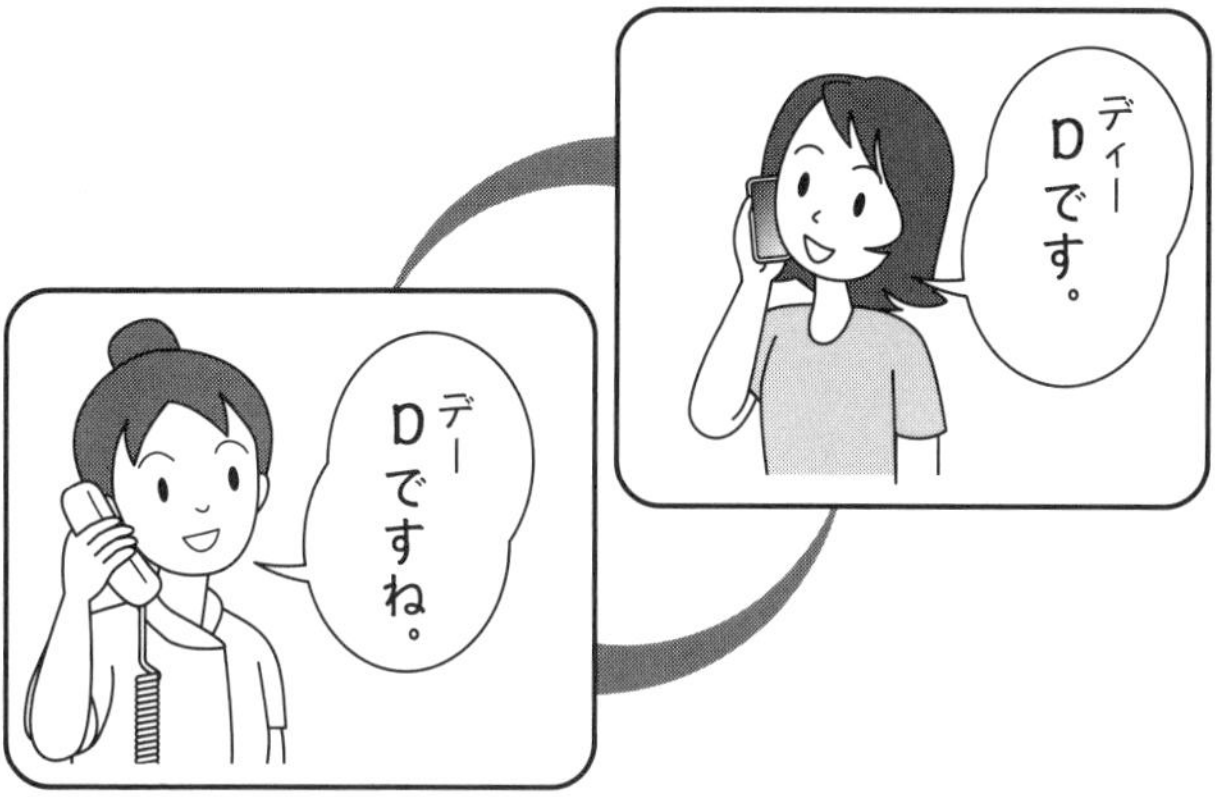

たくし、〇〇が承りました」と改めて名乗りましょう。そして、最後は「失礼いたします」と丁重にあいさつし、静かに電話を切ります。

伝言を預かるときは、復唱を心掛けましょう。時刻に関しては、「午後7時」なら「夜の7（なな）時」「19時」と復唱するなどして、誤解を防ぐようにします。「自社」「支社」など、聞き間違えていそうな言葉も、強く発音するなどして自分の理解が正しいか確認しましょう。アルファベットの固有名詞の綴りは、わざとDを「ディー」でなく「デー」と発音するなど、正確に確認する工夫をお忘れなく。

電話をかける際の注意事項

患者さんやご家族にご連絡する場合、つな

がったら、まずは「ただ今お時間よろしいでしょうか」と尋ねるようにしましょう。

夜の9時以降、遅くに電話をかけた際は「夜分遅くに失礼いたします」、12時頃に電話をかけるときには「お昼時に恐れ入ります」など、一言ことわるのもマナーです。

電話をこちらからかける場合は、受ける場合よりも準備ができますので、あらかじめ、

①伝えるべき相手
②伝えるべきこと
③不在ならどうするか

を整理しておくようにしましょう。必要な資料を手元に用意し、漏れなく伝えられるようにします。

電話を切るときは、時間を割いてもらったことに対する感謝をこめて、「お忙しい中ありがとうございました」とお礼を言いましょう。

電話対応の際の覚えておきたいフレーズとNGワードを一覧にしておきます。しっかりと身に付けてしまいましょう。

図解 電話対応で覚えておきたいフレーズとNGワード

シチュエーション	覚えておきたいフレーズ	使ってしまいがちなNG例
電話を取る	はい、○○クリニックでございます。	もしもし、○○ですが。
3コール以上待たせてしまった場合	お待たせいたしました、○○クリニックでございます。	すいません、○○です！（慌てて）
相手が名乗った後	○○さん、本日はどうなさいましたか？	○○さん、はい、えーと。
聞き取れなかったとき	恐れ入りますが、もう1度、お聞かせいただけますでしょうか。	えーと、もう1回お願いします。
聞き取りづらいとき	お電話が少々遠いようなのですが……	もう少し大きな声で言ってもらえませんか？
相手が名乗らないとき	失礼ですが、お名前をうかがってもよろしいでしょうか。	どちらさまですか？お名前を頂戴できますか？
電話が自分個人宛てだったとき	はい、私（わたくし）でございます。	あ、私です。

シチュエーション	覚えておきたいフレーズ	使ってしまいがちなNG例
自分宛ての電話を取り次いでもらったとき	お電話代わりました。〇〇でございます。	はい、〇〇ですー。
目的の人物に代わるとき	少々お待ちくださいませ。	ちょっと待ってください。
目的の人物が不在のとき	〇〇はただいま席を外しておりまして	ちょっと、いないみたいですね。
目的の人物の戻り時刻を伝えるとき	〇〇は、△時には戻る予定でございます。	〇〇さんは△時にはお戻りかと。
伝言を預かるとき	よろしければ、代わりにご用件を承りますが	伝言しておきましょうか。
伝言を引き受けた後	〇〇の件、確かに私（わたくし）〇〇が承りました。	わかりました、では伝えておきます。
すぐにはわからないことを質問されたとき	今すぐにはお答えできないのですが、至急お調べいたしますので、改めてこちらからご連絡を差し上げてもよろしいでしょうか。	ちょっとわからないですね。
電話を切るとき	失礼いたします。	では。

シチュエーション	覚えておきたいフレーズ	使ってしまいがちなNG例
電話をかけるとき	（相手の一言を受けて）〇〇クリニックの●●と申します。いつもお世話になっております。	もしもし、〇〇クリニックの●●です。
目的の人を呼び出すとき	〇〇様はいらっしゃいますか。	〇〇さんはおられますか。
夜遅くにかけるとき	夜分に恐れ入りますが	（何も言わない）
目的の人と繋がったとき	ただいまお話ししてもよろしいでしょうか。	今大丈夫ですか。
不在時の電話や留守電に折り返すとき	先ほどご連絡をいただきました〇〇様はいらっしゃいますでしょうか。	さっき何か電話をもらったみたいなんですが
相手が不在と言われたとき	何時頃（いつ）お戻りになりますか。	いつならいます？
かけ直すと伝えるとき	こちらから改めてご連絡させていただきます。	ではまたかけます。

シチュエーション	覚えておきたいフレーズ	使ってしまいがちなNG例
折り返して欲しいとお願いするとき	大変恐れ入りますが、お戻りになりましたら、こちらにご連絡いただくよう、お伝え願えますか。	戻られましたら、こちらにお電話いただきたいんですけど。
伝言を頼むとき	お言付けをお願いできますでしょうか。伝言をお願いしたいのですが、よろしいでしょうか。	伝えておいて欲しいことがあるんですが。
不在の電話に折り返すとき	先ほどは席を外しており、失礼いたしました。お電話いただいたそうで、恐れ入ります。	さっきはすいませんでした。
留守番電話に一言残すとき	〇〇クリニックの●●です。～の件でご連絡いたしました。また明日こちらからご連絡します。※用件はプライバシー上、問題にならない程度に留める（検査結果の件、ご予約の件など）	〇〇です。またかけます。

COLUMN 2 相手の心を開く雑談術

入院患者さんの血圧測定のとき、食事休憩で同僚と一緒になったときなど、全くの沈黙だとお互いに息苦しく感じるときがあります。話題に困ったときに使える雑談ネタを語呂合わせでご紹介しますので、参考にしてみてください。「臨機応変に話すのは苦手」という人は、あらかじめネタ出しをしておくのも良いでしょう。
なお、余計なことを話すのが不適切な場面もありますし、話すのが好きではない方もいらっしゃいますので、さじ加減には注意が必要です。

「木戸に立てかけし衣食住」

木	気候	手紙などの「時候の挨拶」のイメージです。暑く（寒く）なってきましたね、などの話は鉄板ネタの一つです。季節の行事などに触れるのも良いでしょう。
戸	道楽（=趣味）	お互いの理解にもつながります。
に	ニュース	取り上げるニュースには気を付けましょう。
立	旅	旅行をしてみて良かったところ、行きたいと思っているところなどの話をすることもできますが、病気やけがで旅行もままならないことを悲しんでいる患者さんもいるので気を付けて。
て	天気	「今日は夕方から雨らしいですよ」などの情報があれば、教えてあげると親切です。
か	家族	子煩悩（孫煩悩）な相手には、そのことを尋ねると盛り上がります（ペットも同様です）。
け	健康	その日の身体の調子を尋ねてみましょう。医師の診断・指導の内容に口を出したり、勝手な判断を伝えたりするのは厳禁です。
し	仕事	「お仕事は何をされているんですか?」などと尋ねることで、ライフスタイルが見えてくることがあります。聞かれたくない人もいるので、反応をよく見て。
衣	衣服	服装やアクセサリーなどのファッション、髪型についての話題です。細かい部分に気付き、それを選んだ相手のセンスを褒めるようにすると、相手も気分が良いでしょう。セクハラにならないよう気を付けて。
食	食べ物	食べ物の好き嫌いなど。食欲の有無、食事を食べられたかどうかなどを訊いておくと、治療の上でも参考になります。
住	住まい	尋ねても良さそうな雰囲気であれば、「〇〇さんはどちらにお住まいなんですか?」と質問し、町の様子や名物、スポットなどを聞き出しましょう。相手が話したくなさそうであれば、可能な範囲で自分の側の話をします。

同様の語呂合わせとして、「適度に整理すべし」もあります。

覚えやすいほうで記憶しておきましょう。

適度に整理すべし

テ	テレビ
キ	気候
ド	道楽
ニ	ニュース
セ	生活
イ	田舎
リ	旅行
ス	スター（芸能人）
ベ	勉強
シ	仕事

また、新たに入院患者さんを担当するときには、自己紹介をしたほうが安心していただけるでしょう。
①名前（吉田と申します）
②挨拶（本日より山田様を担当いたします、よろしくお願いいたします）
③一言（ご遠慮なく、何でもご相談くださいね）
というのが定番の流れです。

フレンドリーな雰囲気を望む患者さんには、趣味や特技、好きなものなどをお話しするのも良いですね。

事前に患者さんの情報が集められていれば、自分との共通点を探っておくと、話が盛り上がりやすいです。

「お料理がお得意だとうかがいました。私も作るのは好きなのですが、手のこんだ料理はなかなか……。ぜひいろいろと教えてくださいね」

といった次第です。

第3章

職場での言葉遣い——相手に合わせた表現力を磨く

第1節

同僚との円滑なコミュニケーションを助ける言葉がけ

どんな仕事だってそうですが、看護師の仕事もチームワークなしには成り立ちません。看護師同士での協力も不可欠ですし、医師と看護師、検査技師と看護師、理学療法士と看護師、受付と看護師のように、役割を超えた協業が必要な場合もあります。

そうしたチームが気持ちよく機能するためにはコミュニケーションが重要で、なかでも言葉遣いがポイントとなります。

言葉は、誰もが気持ちよく過ごすための潤滑油

職場の言葉遣いにおいて、尊敬語や謙譲語といった敬語のルールを守ることももちろん大切ですが、周囲への気遣いを表現する言葉・言いまわしを知っておくことも大切です。

もちろん仕事は理屈で動くものですが、人間が働く上では感情もどうしても関

わってきます。特に、医療は人が人を診る仕事であり、専門的なスキルや知識に加え、人間性や思いやり、心配りによる効果が大きい職場です。

人間は、理屈の上からは当然のことであっても、感情の上で受け入れにくいこと、嫌な気持ちになることがあります。そこを、仕事なんだから当然でしょう、と言わんばかりに強引に押し切っては、先々までしこりや遺恨が残ります。ずるい、どうしてあの人だけ、などと感じた恨みがましい気持ちはなかなか消えないものです。そこは、言葉の力を借り、誰もが気持ちよく過ごせるよう、工夫していきましょう。

あらかじめ決まっている分担なのだから、当然のことであったとしても、大変そうな仕事をしている同僚には、

●何か手伝えることはありませんか

と声をかけたり、

●さぞかし大変でしょう。ご苦労様です

とねぎらったりするとよいでしょう。

気持ちの上でも作業の上でも、大変さを分かち合い、連帯感を持って仕事をしたいものです。

普段からそうして周囲を気遣った声かけをしていてこそ、いざ自分が困ったときに、周りが助けたいと思ってくれるのです。ことわざに、「情けは人のためならず」（人に情けをかけるのは、単に相手に対する奉仕であるのではない。それはいつか巡り巡って自分にも返ってくる）と言いますが、まさにそのとおりです。

何かお手伝いできることはありますか？

難易度★☆☆☆☆

自分の仕事に区切りがついて暇になったら、周りを見渡して、忙しそうな人を手伝うようにしましょう。

看護師の仕事には、突然のトラブルがつきもの。予想外の事態に対処するためには、ある程度の余裕が必要です。そのためには、空いた時間に、やれることはやっておく、先取りの姿勢が欠かせません。周囲に忙しそうな人がいなかったときも、上長に、今のうちにやれることはないか確認するようにしてください。

■使用例――自分の作業にキリがついたとき

・いま手が空いていますが、何かお手伝いできることはありますか？

■**マスターすると、さらに役立つ【類似表現】**
- ●お力になれることはありますか
- ●私にできることがあれば、ご遠慮なくおっしゃってください
- ●微力ながら、お手伝いいたします

お先に失礼いたします

難易度★☆☆☆☆

まだ残っている人がいる場合、帰るのは少し決まりが悪いですね。別に、付き合って残り続ける必要はありませんが、一言、気遣いを口にしましょう。「すみませんが、先に帰らせてもらいます」という気持ちをこめて。

■**使用例――残っている人がいる中、退勤するとき**
- ●お先に失礼いたします。お疲れ様です

■**応用――遅刻・早退する際の挨拶**
- ●遅くなり、申し訳ございません。中央線が遅延しておりました。ご迷惑をお

かけしました。

●恐れ入りますが、保育園から子どもが急病との連絡がありまして、早退させていただけないでしょうか。（急な早退のお願い）

●本日は早退させていただきます。私の担当分は○さんに引き継いでおります。よろしくお願いいたします。（事前に申請していた場合）

ただ今お時間よろしいでしょうか

難易度 ★★★★★

無遠慮に相手の作業を中断させてしまうのは、良くありません。今は大丈夫かどうか、確認してから本題を話し始めましょう。

なお、「○分ほど」と具体的にお願いすると、相手も判断しやすいでしょう。

■使用例——上司に話しかけるとき

●○さんの件をご報告したいのですが、5分ほどお時間よろしいでしょうか。

■マスターすると、さらに役立つ【類似表現】

●少しお時間頂戴できますか
●今ご都合よろしいですか
●ただ今お手すきでしょうか（特に電話で）

おかげさまで

難易度 ★☆☆☆☆

「おかげで」「おかげさまで」は、他人から受けた手助けや親切に対し、感謝する気持ちを示す言葉です。

具体的に何かを手伝ってもらったわけでなくても、会話の潤滑油として使うことができます。例えば、自分が昇進し、周囲から「おめでとう」「すごいね」などと声をかけられたときに、「おかげさまで」と言うわけです。「ありがたいことに」というぐらいの意味で、感謝の思いや謙遜の姿勢を伝えます。

■**使用例①——手伝ってくれた同僚に感謝するとき**

●おかげさまで、助かりました。恩に着ます。

■使用例②——家族の節目を報告するとき

●おかげさまで、うちの長女も小学生になりました。

痛み入ります

難易度 ★★★★☆

「痛み入る」は、相手の優しさや親切に恐縮し、感じ入る様子を表す言葉です。「恐れ入ります」「恐縮です」などを一段階、あらたまった言いまわしにしたものです。少し古風な表現である分、相手の情けがしみじみと身に沁みている様子を表現できるでしょう。

■使用例——家の事情で勤務が安定しないが、職場が理解を示してくれたとき

●何かとお気遣いいただき、痛み入ります。

■マスターすると、役に立つ【類似表現】

●ありがたい限りです

●かたじけなく存じます

● 温かいお心遣いに感謝いたします

さぞ

難易度 ★★★☆☆

元は、指示語の「さ」と、強調する助詞「ぞ」が組み合わさった言葉でした。「さぞ悲しかったでしょう」のように使い、相手の経験をまるで自分のことのように想像し、共感する態度を表します。類語に「きっと」「さぞかし」があります。

同僚の苦労をねぎらうときにも使えますし、患者さんに対する共感・慰めの言葉としても用いることができます。

■ **使用例①――同僚から引継ぎを受ける際、苦労話を聞かされたとき**

● それはさぞ大変だったでしょうねぇ。

■ **使用例②――初めて来院した患者さんの症状を聞いたとき**

● さぞ痛かったことでしょう。お気の毒に。

第2節

困った上司や先輩、困った医師との付き合い方

上司や怖い先輩（いわゆる「お局様」）と接するときには、気を遣いますね。また、医師の中にも、気さくに付き合える人もいれば、付き合いにくい、怖い雰囲気の人もいるでしょう。本来、医師と看護師は役割分担をしているビジネスパートナーなのですが、医師が上で看護師が下であると言わんばかりの、高圧的な態度を取ってくる人もいます。

そうした、立場上あるいは年齢上、気を遣う相手に対して、どのような言葉遣いをすれば良いでしょうか。本節では、特に、難しい局面を考えます。無茶なこと、おかしなことを言われた際、相手への敬意を失わないように配慮しながらも、きっぱりとこちらの意見を伝えるための言い方を挙げます。

嫌味にならない褒め方、角が立たない断り方とは？

例えば、こなせそうにない仕事を押し付けられたとき、倫理上・規定上おかし

いことを言われたとき、明らかに相手の考えが間違っているとき。そうした際、どのように言うべきか、あらかじめフレーズを考えておくと良いでしょう。

なお、一種の人付き合いの要領としては、相手を立てて、悪く言えばおだてて、気持ちよく働いてもらうと言うやり方もあります。あまりにも見え透いた、白々しいお世辞は考えものですが、ちょっとした褒め言葉は、相手の気分を良くします。協力的な態度を引き出す秘訣です。

褒めるときに注意すべきは、わざとらしいおべっかにならないようにすることと、「上から目線」の評価に聞こえないようにすることです。能力や資質を褒めるのは難しく、こちらとしては褒めているつもりであっても、相手が腹を立ててしまうことがあります。例えば、「先生は賢いですねぇ」という褒め言葉はどうでしょうか。何だか子どもをヨシヨシと褒めているように聞こえませんか。これは、大のおとなにかける言葉ではありませんね。

職場の困った人たちから上手に一定の距離を取り、身を守るために役立つ、嫌味にならない褒め方・角が立たない断り方に使える言葉をいくつかご紹介します。

荷が重い

難易度★★☆☆☆

自分の力量に対して、負担や責任が大き過ぎて背負えそうにない様子を表現する言葉です。「荷が勝つ」とも言います。

この状況を言おうとして、「役不足です」と言う人がいますが、「役不足」は、人の力量に対して役が軽過ぎることを言いますので、逆の意味になります。

■**使用例――新人の教育係を任されたが、自分には難しいと言うとき**

●少々荷が重いので、他の方にお願いできませんか。

■**マスターすると、さらに役立つ【類似表現】**

●そのような器ではありません

●私では力不足です

●若輩者（未熟者）ですので

安請け合い

難易度 ★★★☆☆

軽々しく引き受けることを言います。できるという確信もないのに、引き受けてしまうこと。

「安請け合いはできません」という言い方をすれば、「誠実さをもって対応したいので、よく検討しない内に簡単に引き受けることはできません」というニュアンスになります。断るにしても、角の立ちにくい表現です。

■**使用例①——自分の能力を超えたことを頼まれ、断るとき**

●安請け合いしては、かえって皆さんにご迷惑をおかけすることになります。

■**使用例②——無理な仕事を引き受けようとしている人に忠告するとき**

●そのようなことを安請け合いして良いのですか。

お言葉を返すようですが

難易度★★★☆☆

議論の際に、あるいは指摘・注意を受けた際に、反論することがあります。そのときに付けるクッション言葉です。議論は議論、人間関係は人間関係とはっきり区別できれば良いのですが、なかなかそうできないのが人情というものです。こう一言添えることで、波風ができるだけ立たないようにしたいものです。

■**使用例――先輩から的外れな注意を受けたとき**

●お言葉を返すようですが、今はAよりもBに取り組むべきではありませんか。

■**マスターすると、さらに役立つ【類似表現】**

●失礼ですが
●私などが言うのもおこがましいのですが
●僭越ながら申し上げますと

らしくない

難易度★★★★★

本来はもっと素晴らしいはずなのに、その良さが失われている、という形で問題を指摘する言い方です。「本来は」という部分で、相手を立てる要素もあるので、角の立ちにくい言い方です。

この言い回しは、励ましにも使えます。例えば、ふさぎ込んでいる相手に「○○さんらしくないですよ」と声をかければ、元気を取り戻してほしいという気持ちを伝えることができます。

■使用例①——職場の問題点を指摘するとき

●このような現状は、○○病院らしくないのではありませんか。

■使用例②——お酒の席などでセクハラを受けたとき

●そのような言動は、○○さんらしくありませんよ。

頼もしい

難易度★★★★★

信頼できる人がいてくれるおかげで、すっかり安心できるという心境を表します。技術的な面で信用できるというのはもちろんとして、人柄の面でも頼りになるという、そうした全人的な信頼感を伝えることができます。

後輩に対して使えば、「将来が期待できそうだ」と楽しみにする気持ちです。

■使用例――昔なじみの先輩と久しぶりに同じ職場になったとき

●先輩とご一緒できるとは、頼もしいです。

■マスターすると、さらに役立つ【類似表現】

●○さんのおかげで、心強いです

●○さんがいれば、このチームも安泰です

●○さんがいらっしゃると、心丈夫です

さすが

難易度★☆☆☆☆

医師や先輩看護師に、「上手ですね」「素晴らしいです」「よく知っていますね」などと言うのは、かえって失礼に聞こえることも。元から素晴らしいとは思っていたけれど、やはり、目の当たりにすると感嘆せずにはいられない、というニュアンスの「さすが」を使うと良いでしょう。

なお、目上には使いにくい表現ですが、「〜だけのことはある」「だて（伊達）に〜ではない」「評判どおりの」などが近い意味です。

■**使用例①——患者さんからの感謝を医師に伝えるとき**

●患者さん、しきりとお礼をおっしゃっていました。先生さすがです。

■**使用例②——自分のミスに関して、先輩から的確な指摘を受けたとき**

●お恥ずかしながら、気づきませんでした。さすが経験豊富な○さんです。

第3節

部下や後輩への指摘——相手の心にどう響かせるか

「怒る」のと「叱る」のとは、どう違うか説明ができますか。

「怒る」というのはどちらかというと、自分の心の中に生まれた怒りの感情の発露です。許せない、ムカムカする、どうして○○できないなぁ、そうしたイライラの感情を相手にぶつけるのが、「怒る」という行為なのです。

「怒号」という言葉がありますが、怒るときはどうしても声を荒らげて、相手を威圧するように言ってしまいがちです。それで相手はおびえてしまったり、それ以降あなたの顔色を窺うように仕事をするようになったりしてしまいます。辞めてしまうケースもありますし、パワハラとして問題にもなりかねません。

一方、「叱る」というのは、原則として相手のために注意をする行為です。自分のために、自分の怒りを発散するのではないのです。相手がより良い人間になれるように、成長を促す声かけが、「叱る」なのです。

指摘が相手の心に届いて、相手が変わる、気づくことが重要なのですから、怒鳴る必要はありません。どうやったら、相手が分かってくれるかという点を工夫するのが大事です。

部下や後輩を注意するときに必要なのは、もちろん、「怒る」ではなく「叱る」のスタンスですね。

「ほうれんそう」を受けたら「おひたし」がおススメ

伝え方として気をつけた方が良いことをいくつか挙げます。

まずは、相手のためを思って言っているのだ、より良い状態を目指して言っているのだ、というスタンスを明快にしましょう。個人攻撃が目的ではないということが分かるようにするのです。

そして、できるだけ具体的な行為を指摘するようにします。人格全体への攻撃に聞こえる言い方は避けましょう。

また、「どうしてできないの?」と詰問調で注意してしまう人がいますが、それでは相手が萎縮するだけです。相手の成長のために、自分も知恵を絞るような協力的なスタンスで臨みましょう。

ところで、働く上では、「ほうれんそう」（報告・連絡・相談）が重要だと言わ

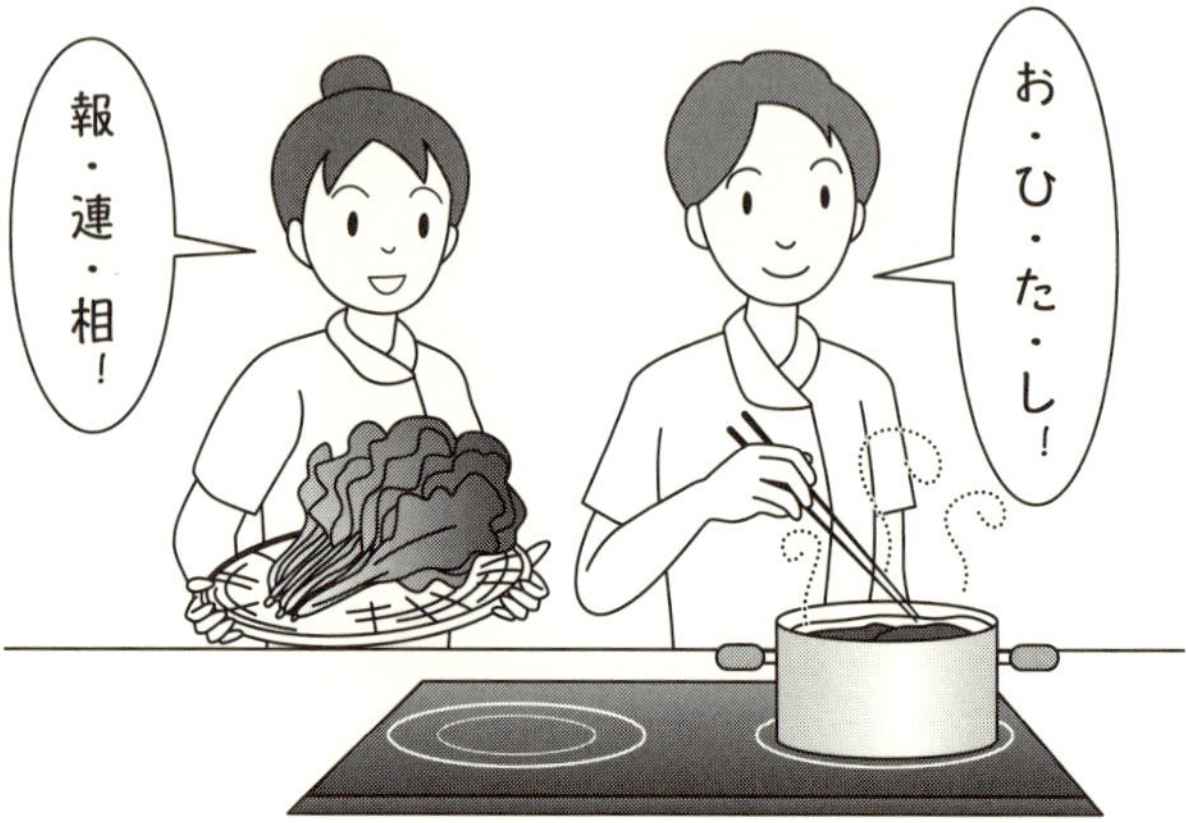

れますが、部下や後輩に接するときには、「ほうれんそうのおひたし」の精神で臨むのが良いと最近言われるようになりました。すなわち、
お…怒らない
ひ…否定しない
た…助ける
し…指示する
というわけです。こうした姿勢で接してもらえると、後輩や部下は「ほうれんそう」しやすくなりますね。こまめに「ほうれんそう」してもらえれば、トラブルを早めに把握でき、問題が小さいうちに対処することができますので、組織全体としても助かるはずです。
ここでは、一言添えることによって注意

喚起を促したり、相手の心に響きやすくなったりする表現を紹介します。

お節介ながら

難易度 ★★☆☆☆

あまりに先輩風を吹かせるのも、鬱陶しがられますが、患者さんのため、病院のため、はっきり言わなければならないこともあります。そういうときに付けるクッション言葉です。

この「ながら」は逆接なので、「お節介なのは自分でも分かっているけれど」と断っているわけです。

■使用例――後輩が忘れていることを指摘するとき

●お節介ながら、○○さんの点滴、そろそろ確認しに行ったほうが良いよ。

■マスターすると、さらに役立つ【類似表現】

●偉そうに言って申し訳ないけれど

●差し出がましいようですが

●余計なお世話かもしれませんが
●老婆心ながら

あえて

難易度★☆☆☆☆

相手にとって、耳が痛い指摘を言う際に使える言葉です。言い難いことだが、思い切って言う。「あえて」には、そうした意味合いがあります。成長してほしい、良くなってほしい、という意図があって、わざわざはっきり言うのだ、というわけで、きついことを言うことに対する、一種の弁明になります。

■**使用例——全体としては頑張っている後輩に、欠点を指摘するとき**
●あえて苦言を呈すると、Aさんは○○してしまうときがあるよね。

■**マスターすると、さらに役立つ【類似表現】**
●直言すると
●単刀直入に言うと

●率直に言えば
●ありていに申し上げれば

ふるわない

難易度★★☆☆☆

調子が出ないこと、ぱっとしないこと。仕事が思うようにいかず、うまく結果に結び付かない状況を言います。その人の資質全体を否定するわけではなく、「今は調子が出ていないのでは？」と見る表現です。鼓舞したり、課題を一緒に解決したりする方向に話を進めたいところです。

■**使用例――近頃ミスの目立つ後輩に声をかける**

●最近ふるわないようだけれど、何か疲れてる？

■**マスターすると、さらに役立つ【類似表現】**

●○さんとしてはいまいちだね
●冴えない感じだね

●本調子でないようだね
●精彩（生彩）を欠いてるね

看過できない

難易度★★★★★

「看過する」とは、ある悪事を目にしていながら、そのまま放置することを言います。ですから、「看過できない」は、放っておけないまずい状態を指します。不正や怠慢などを問題視する表現です。

他に「見過ごせない」「見逃すわけにはいかない」「大目に見ることはできない」「見て見ぬふりはできない」など。

■**使用例①——ここぞ不適切なことをしていた後輩に気付き、厳しく注意する**

●知ってしまった以上、決して看過できません。

■**使用例②——職場全体の問題点を指摘する**

●接遇のクオリティ低下は、看過できない問題です。

COLUMN ③ 上品な印象を与える大和言葉10選

やわらかで奥ゆかしい響きの大和言葉は、上品さや心のゆとりを感じさせます。バタバタしてしまいがちな医療現場ですが、さりげないあなたの一言が、発した当人にとっても聞き手にとっても、安らぎの源になることがあります。

①「お目通りが叶《かな》う」

目上の人に会うことを、相手への敬意をこめて言う表現です。「お目通りが叶い、光栄です」のように使います。例えば、入院患者さんから話をお聞きしていたご家族の方と初めてお会いしたときなどに使ってみましょう。さらに古風に言う女性言葉に「お目文字《めもじ》が叶う」があります。

②「よいお日和《ひより》ですね」

好天を言う言葉です。「おはようございます。よいお日和ですね」というように、挨拶に一言付け加えると良いでしょう。

③「〜を嗜《たしな》まれるんですね」

「嗜む」は、芸事や趣味などを楽しむこと。会話の中で、趣味などをお聞きした際に「そうなんですか、ゴルフを嗜まれるんですね」のように言うことができます。

④「つつがなく」

変わりなく、問題なく、という意味です。「つつがなくお過ごしでしたか」と言えば、平穏に過ごせていたかを尋ねる挨拶になります（病院には何かしら問題があって来ているわけなので、使う場面にはご注意を）。退院の際のお声がけで、「つつがなく過ごせますよう」と言うこともできます。

⑤「心を砕く」

心が砕けてしまうほど、あれこれ気づかいをする様子。「何かと心を砕いていただき、御礼申し上げます」というように使います。ご家族の尽力をねぎらう言葉として使えるでしょう。漢字の熟語では、「腐心する」という言葉があります。

⑥「折悪《あ》しく」

タイミングが悪く、の大和言葉です。「あいにく」「せっかくですが」などと同じように、無念な気持ちをにじませることができます。「折悪しく、田中は本日休みでして」など。

⑦「ご入り用ですか」

必要かどうか尋ねる言葉です。「要りますか？」だと少々ぶっきらぼうに聞こえることもあるので、この言い回しも覚えておきましょう。

⑧「身につまされる」

他人の不幸や苦悩がまるで自分のことのように感じられ、切実に胸に迫ってくる様子。他人事とは思えない、強く共感・同情する感覚です。「○さんのお話をお聞きしていると、身につまされる思いがします」などと言います。なお、「身につままれる」は言い間違いです。

⑨「はかばかしくない」

「はかばかしい」は「はかどる」と同じ語源です。順調には進んでいない、状態が思わしくない、ということをやわらかく言い表します。

⑩「板につく」

役者が舞台の板になじむように、仕事や役割に慣れてふさわしくなること。「だんだん板についてきたね」のように、成長を褒めるときに使います。

第4章

ケース別 依頼・謝罪に使える、役立つ言葉遣い

第1節

相手にやわらかい印象を与える依頼の基本

相手に何かしらの負担をお願いするのが依頼です。頼む相手が上司であれ、同僚であれ、患者さんやご家族であれ、その負担を思いやりながら、丁重な言葉遣い、遠慮がちな姿勢で頼みたいものです。

他の人に仕事をお願いすることができず、1人で抱え込んでしまう人がいます。もしあなたがそういう人だったら、ぜひ控えめな頼み方をマスターしましょう。お決まりのフレーズを覚えておけば、他の人に仕事を頼みやすくなります。そうしたほうが、組織全体として能率が上がります。

患者さんを効果的に治療するにはチーム医療が欠かせません。医師や臨床検査技師、作業療法士など、多くの立場の人たちが関わってチームができています。頼み頼まれながら、より良い医療を目指していきたいものです。

一方で、気をつけて避けなくてはならないのが、拒否できない命令だと感じさせるような、高圧的な言い方です。

昨今「パワハラ」が問題になっています。職場内での優位性を悪用し、業務上適正な範囲を超えた命令などをすることで、部下や同僚に苦痛を与える行為です。厚生労働省の定義では、「過大な要求」をするのもパワハラの1つの類型。相手のキャパシティを超えた、無茶な仕事の指示はパワハラだというわけです。自分としては普通に頼んだつもりであっても、相手が不当に押し付けられたとか、無理なことを強要されたとか感じた場合、パワハラとして問題になることがあります。

立場のある人、年齢が上の人からの言葉は、当人が意識する以上に影響力を持ちます。下の人に依頼をするときには、きつい命令にならないよう、言葉遣いや声のトーンに気をつけたいところです。

それは、看護師が患者さんやご家族に接するときも同じです。専門知識を持つ看護師が、患者さんらに対して強い言い方をしてしまうと、彼らは萎縮してしまいます。疑問や不満があっても、黙り込んでしまうケースがあります。患者さんやご家族の心細い状況を思いやり、相手の意向を尊重しながらお願いしたほうが良いでしょう。

具体的なコツで言えば、クッション言葉をつけて話しかけたり、語尾を疑問文にしたりすることで、印象をやわらげましょう。

医療現場独特の課題としては、看護師らが、患者さんを子ども扱いするような話し方になりがちなことです。「きちんとしましょうね」「忘れちゃだめですよ」などの言い方がよく聞かれます。しかし、1対1の大人同士のやり取りとしては、適切とは言えない話し方です。本人やご家族は自尊心を傷付けられたように感じることがあります。専門用語を噛み砕いて伝えることは必要ですが、だからといって、幼稚な言葉遣いになる必要はないのです。一人の大人として尊重して、話すように心がけてください。

厳選！　お役立ちの依頼で使える語彙

勝手ながら

難易度 ★★★★★

意味は、「自分側の都合であるが……」です。

この「ながら」は逆接なので、「勝手ではあるけれど」という意味です。ワガママなことを頼んでいるのは重々承知だが、どうしてもお願いしたいのだ、というわけです。同様のクッション言葉としては、「こちらの都合を申して恐縮ですが」

が挙げられます。

よく一緒に用いられるのが「～させていただきます」や「悪しからず、ご了承ください」。「悪しからず」は「悪く思わないでくれ」というお願いです。

■使用例①――勤務シフトを交代してくれないかと頼むとき

●勝手ながら、〇日のシフトを代わっていただけませんか。

■使用例②――臨時の休診日を説明するとき

●誠に勝手ながら、〇日は臨時休診とさせていただきます。

お時間が許せば

難易度★★☆☆☆

意味は、「やれる時間がありそうなら頼みたいということ」。

強制ではないが、できればお願いしたい。それぐらいのニュアンスで頼むときに使える表現です。NGなのは「暇だったら」という言い方です。それでは、相手から、「暇じゃないよ！」「忙しいんだから、頼んでくるな！」と言われかねませんので、少し工夫した表現をしたいところです。

類語としては「できましたら」「可能なら」「お時間があれば」「お手すきのときがありましたら」。

■使用例①——患者さんに来院を促すとき

●お時間が許せば、毎週来ていただきたいのですが。

■使用例②——先輩にレクチャーをお願いするとき

●お時間が許せばで結構ですが、○○に関して今度お教え願えませんか。

早急に

難易度★★★☆☆

意味は、「非常に急ぐ様子」。

原則としては「さっきゅうに」と読みます（「そうきゅうに」と読む人も増えていますが……）。硬い言葉である分、事態の緊張感・切迫感を表すことができるでしょう。類語に「至急」「直ちに」。

あらたまった書面では「可及的速やかに」という言葉も使われます。これは「可能な限り速く」という表現です。「遅滞なく」という言い方もありますが、こちらは、遅れることなしに、滞りなく、誠意をもって対応するという意味です。

■使用例①――お客様から不審な点の問い合わせがあったとき

●ご心配をおかけし、申し訳ございません。早急にお調べ致します。

■使用例②――後輩や部下に緊急の仕事を頼むとき

●早急に確認してもらえますか。

お知恵を拝借する

難易度★★★★☆

意味は、「教えてもらうこと」。

目上の人に、意見やアドバイスをもらいたいときに使える表現です。「借りる」といっても、「返す」わけではないのですが、「知恵を借りる（お借りする）」で、慣用的な言いまわしになっています。同じ謙譲語でも「お借りする」

より「拝借する」のほうがあらたまった言葉なので、より相手を敬う気持ちを表現できます。

類似表現に「教えを乞いたいのですが」「ご意見を伺いたいのですが」。

■使用例①――上司や先輩に仕事上の相談をするとき

●○○の件、ぜひお知恵を拝借したいのですが、お時間いただけませんか。

■使用例②――職場のメンバーに広くアイデアを求めるとき

●皆さんのお知恵を拝借できれば幸いです。

お目通し

難易度 ★★★★★

意味は、「書類などに、初めから終わりまでひと通り目を通すこと」。

単に「ご覧ください」と言う場合よりも、きちんと内容を確認するニュアンスが出ます。「ご一読ください」も同じです。

漢語の好まれるメールでは「ご査収ください」がよく使われています。「査」

は「検査」「監査」「精査」などと使うように、よく見て細かく確認するという字。したがって「ご査収ください」と言えば、よく確認して受け取ることです。

■**使用例①――患者さんに治療法の説明などの書類をお渡しするとき**

●お待ちの間に、こちらの書類にお目通しいただけますでしょうか。

■**使用例②――上司に手続き書類の押印をお願いするとき**

●お手すきの際で結構ですので、お目通しの上、ご捺印ください。

ご鞭撻《べんたつ》

難易度 ★★★★★

意味は、「厳しく教え励ますこと」。

「鞭」はムチ、「撻」はムチ打つことを意味する字です。まるで鞭を打つように、厳しく指導すること。いわゆる「ビシバシしごく」イメージです。自分のことを指導してもらう場合に使い、「彼も今のうちに鞭撻しなくては」のような使い方はしません。「ご指導ご鞭撻」とセットで言うのが慣例です。

なお、「これからもお導きの程、よろしくお願いいたします」と、大和言葉「お導き」を使うと、上品で奥ゆかしい印象になります。

■**使用例①――病院の課題を的確に指摘してくださった患者さんに対して**

●至らない私どもですので、今後ともご指導ご鞭撻いただけたら幸いです。

■**使用例②――スピーチや手紙などで、お世話になっている上司や先輩に対して**

●これまで同様、ご指導ご鞭撻の程、よろしくお願い申し上げます。

ご持参

難易度★★☆☆☆

意味は、「持ってくること」。

「持ってきてください」よりも、丁重な言い方が「ご持参ください」。あらかじめ記入する書類など、手間のかかる持ち物に関しては、「お手数ですが、当日までにご用意いただけますか」などと、お願いすると良いでしょう。

なお、「持参」が「持って参る」という謙譲語の動詞を含む表現なので、相手の動作に「持参」は使わない、という説もありますが、文化庁は問題ないと判断しています。気になるようであれば「お持ちください」にしましょう。

■使用例①――保険証を忘れた患者さんに声をかけるとき

●次回は保険証をご持参いただけますか。

■使用例②――入院患者さんとご家族に用意すべきものを説明するとき

●忘れずにご持参いただきたいのは、○○と●●です。

お汲み取りください

難易度 ★★★★☆

意味は、「理解してほしい」ということ。

自分の行動や考えを相手に理解してもらいたいときに使う表現です。「ご理解ください」「ご了承ください」「ご承知おきください」と基本的には同じですが、「お汲み取りください」や「お察しください」と言う場合、内情はあまり詳しく話せないが、どうか大人の気遣いで理解して配慮してほしい、というメッセージが加わります。
書き言葉では、相手を立ててお願いする「ご賢察ください」も使われます。

■使用例①――待ち時間やナースコール対応の遅さに関するクレームに対して

●ごもっともですが、少人数で対応しております点、どうかお汲み取りください。

■使用例②――急遽、代診になったことに理解を求めるとき

●やむを得ない事情につき、お汲み取りください。

ご足労

難易度★★★★☆

「わざわざ足を運んでもらうこと」をねぎらう表現です。

病院では、検査結果を聞きにもう1度来てもらうなど、患者さんにわざわざ足を運んでもらうケースがよくあります。具合の悪い中、遠方から来てくださる患者さんもいるでしょう。それを、「こういう仕組みだから当然です」と冷たく、傲慢な態度で伝えては、患者さんもよい気がしません。

「ご足労願えますか」と、相手の手間や苦労を想像した表現を選びましょう。

■使用例①――検査結果はあらためて聞きに来てほしいと伝えるとき

●結果は2週間後です。ご足労をおかけしますが、またご来院ください。

■使用例②――雨や雪の中、来てくれた患者さんや業者の人をねぎらうとき

●お足許の悪い中、ご足労いただき、ありがとうございました。

お忘れなく

難易度★★☆☆☆

「忘れない」よう、注意を促す言い方です。

「忘れないでください」と呼びかけると、相手を馬鹿にしているように聞こえかねませんが、「お忘れなく」には不思議とその印象がありません。荷物への注意喚起に使える他、薬の服用や次回の来院を忘れないよう促すこともできます。

なお、「お忘れしなく」とすると「お〜する」の謙譲語になってしまって誤りです。「お忘れないよう」の形は少々不自然で、「お忘れにならないよう」と、「お

～になる」の尊敬語にするほうが自然です。

■**使用例①――忘れ物をしないよう注意するとき**

●晴れてきましたが、傘をお忘れなく。

■**使用例②――次回の来院日時を確認するとき**

●次回は2週間後の木曜日ですので、どうぞお忘れなく。

ご配慮

難易度★☆☆☆☆

意味は、「心をくばること」です。

心配し、注意を払うことを言います。「周りに気を遣え！」「常識をわきまえろ！」などと言うと、口論になりかねませんが、「○○に関して、ご配慮をお願いいたします」「どうぞご配慮ください」といった言い方であれば、あまり角は立ちません。

なお、気持ちの問題に留まらず、遠回しに「（配慮をした結果）金品を贈ること」

を意味する場合があります。「お心遣い」にもその使い方があります。

■使用例①――私語のうるさい人に注意するとき

●他の患者さんもいらっしゃいますので、音量にご配慮ください。

■使用例②――金品は受け取れないことを婉曲的に説明するとき

●医師や看護師に対してのご配慮は不要です。

何なりとお申し付けください

難易度★★☆☆☆

意味は、「何でも言ってほしい」ということです。

気軽に声をかけてほしい、頼ってほしいときに使う言い方です。「何なりと」は、どのようなことでも、何でも、という意味です。

他に、患者さんなどに質問などを促す場合には、「ご不明点があれば、遠慮なくお尋ねください」とも言えますし、意見・感想・要望を求める場合には、「忌憚のないご意見をお聞かせください」「率直におっしゃってください」という言い方もできます。

■使用例①――入院初日の患者さんに声をかけるとき

●入院中、お困りのことがあれば、何なりとお申し付けください。

■使用例②――医師や上長が忙しそうなときに手伝いを申し出るとき

●お力になれることがあれば、何なりとお申し付けください。

念のため

難易度★☆☆☆☆

意味は、「確認のため、いっそう注意するため」です。

「信頼はしているが、何かあっては大変なので。万が一に備えて」というニュアンスです。同僚や患者さんに忠告する際、「念のため」を付ければ、「大丈夫だと思うけれど」という意味が加わり、失礼になるのを防ぎます。

他にも、以前にも会ったことのある人物に、名前を尋ねるとき。本来はもう名前を覚えているはずで、忘れているのは、相手に対して失礼なことです。そういうときに「念のため」と付けることで、無礼な印象を防ぐことができます。

■**使用例①——何度もお見えになっている入院患者のご家族が来たとき**

●念のため、お名前を確認させてください。

■**使用例②——提出期限をあまり守らない同僚に、あらかじめ釘を刺すとき**

●織り込みずみかと思いますが、念のため。提出締切は明日ですよ。

お力添え

難易度 ★★★☆☆

意味は、「協力、援助」。

和語に直した分、やわらかい響きですね。協力をお願いするときにも、お礼を伝えるときにも使えます（「皆様のお力添えに感謝いたします」「お力添えいただき、ありがとうございました」など）。

似た言葉に「尽力」があります。こちらは「ご尽力いただき、感謝いたします」とお礼には使えますが、「ご尽力ください」という依頼にはあまり向いていません。

力を尽くせ、と相手に要求するのは変ですからね。

■使用例①――上長や医師に対して協力を依頼するとき

●何とぞ、お力添えの程よろしくお願いいたします。

■使用例②――ご家族の協力を要請するとき

●お忙しいかと存じますが、ご家族の皆様にもお力添えいただけると幸いです。

第2節 相手も納得！ 気持ちが伴う謝罪の基本

具体的な言葉遣いを覚える前に、謝罪をする上での心構えを押さえておきましょう。

謝罪の大原則、それは言い訳をしないことです。

詫びるときの定番の言い方は「申し訳ございません」ですが、試しにこの言葉の謙譲語をなくしてみましょう。「申す」は「言う」ですから、「言い訳ございません」となりますね。「言い訳はない」というのです。

このことからも分かるとおり、謝罪に大切なのは、言い訳をしない潔い姿勢なのです。

ですから、すぐに「でも」「しかし」「だって」などの言い訳が出てくる人は要注意です。そうやって言い訳をすることは、反省していないという印象を与えてしまいます。怒らせてしまった相手は、つべこべ弁明するあなたを見たら、ますます怒りを強めるでしょう。

仮に言い訳の内容が事実で、もっともだったとしても、言い訳をすること自体が不誠実に見えてしまうのです。

言い訳抜きで潔く謝ってこそ、誠実な反省が伝わり、相手も許そうという気になるものです。「誠に申し訳ございません」と頭を下げるからこそ、「いや、そこまでしなくていいよ」とか、「でも、どうして遅れたんだい?」などと言ってもらえるのです。

①潔い謝罪　→　②相手の理解　→　③弁明

この順番を間違ってはいけないのです。

またもう1つ、謝罪時の原則として「義理人情」という日本らしい言葉を覚えておくと良いでしょう。

仕事上のことで弁明をする場合、人は理詰めで話をしてしまいがちです。どうしてそうせねばならなかったか、なぜそうしてしまったのか、自分の行動・判断の合理性を説明したくなるのです。

しかし、道理立てた説明だけでは、事態は解決しないものです。こちらの理屈とあちらの理屈がぶつかり、激しい対立になってしまうことがあります。あるいは、理屈の面では納得するけれど、感情の面では腑に落ちず、内心で不満や不信がくすぶり続ける結果になるケースもあります。

例えば、入院患者さんに呼ばれていたのに、目の前の作業にキリが付かず、応答するのが遅くなってしまったとき。なぜ行けなかったのか、道理立てて説明することは簡単ですが、患者さんが「看護師の職務として、なぜ、あなたは私の元にすぐ来る必要があったのか」とその理由を主張し始めたら、激しい対立に陥ってしまいます。あるいは、「確かに、そうだよな……」と黙って看護師の説明を受け入れた患者さんは、心の中で傷付いて、その後、困っていても看護師を呼べなくなってしまうかもしれません。

その場面で必要だったのは、むしろ、

「本当はすぐに駆け付けたかったんです」

「さぞ不安・苦痛だったでしょう」

「後回しにしてしまって本当にごめんなさい」

という気持ちを伝えることだったのではないでしょうか。そうやって人間同士の信頼関係を保つことのほうが重要だったのではないでしょうか。

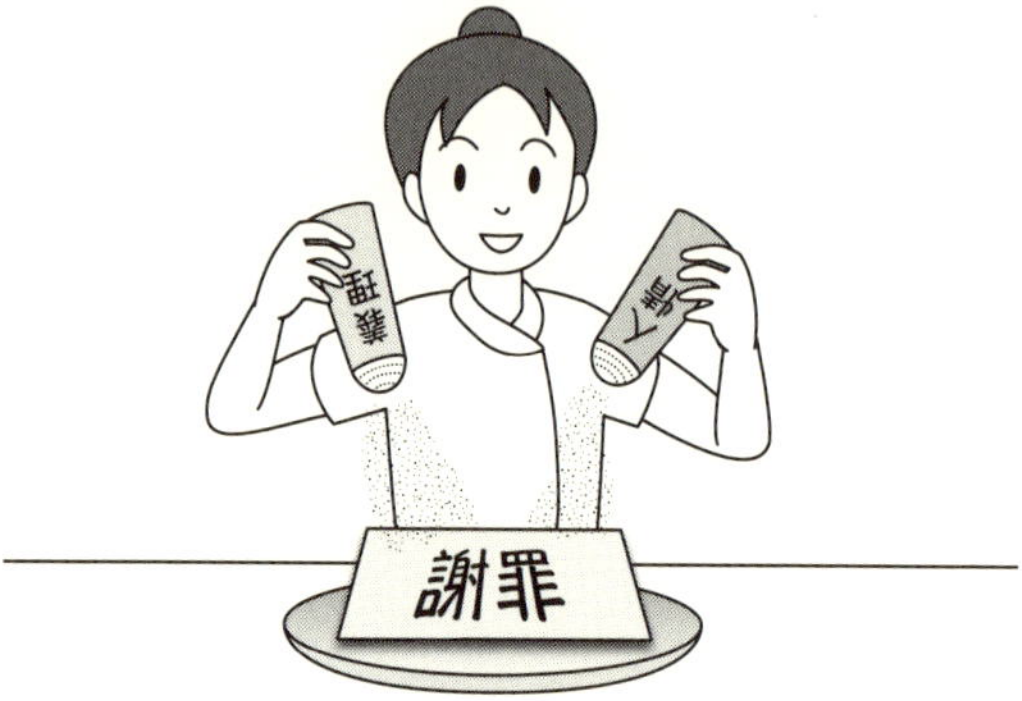

【義理】事情を理屈立てて説明する
【人情】人としての感情をにじませる

　謝罪し、弁明をする場合には、義理と人情の両方で伝えるということを覚えておきましょう。難しいことではありません。「その日は休診で」と説明する際に、1語を足して「あいにくその日は休診で」と言うだけで、気持ちを伴わせることが可能です。

　言い訳しない。義理人情を意識する。以上の2つの謝罪の原則を踏まえた上で、覚えておきたい言葉・フレーズを具体的に学んでいきましょう。

厳選！ お役立ちの謝罪で使える語彙

目こぼし

難易度★★★☆☆

意味は、「あえて見逃してやること」。

目からこぼすわけですから、見落とす、見逃すことです。主には謝罪の際に「お目こぼしのほどを」と使うことで、相手に許しを請う言い方になります。相手の懐の広さ、器の大きさを立てることで、寛大な処置を引き出そうとしています。「お」を外せば、自分が他人を許すという状況でも使えます。「規則違反を知ってしまった以上、目こぼしするわけにはいかない」という具合です。

類義語に「大目に見る」「黙認する」「見て見ぬふりをする」があります。

■使用例①——待合室や病室で、子どもが騒いでしまったとき

●お子様のことですので、お目こぼしを願えませんか。

■使用例②――ケアレスミスをしてしまったとき

●以後気を付けますので、今回はどうか、お目こぼしのほどを。

不徳の致すところ

難易度★★★★★

意味は、「自分の非により、人に迷惑をかけること」。「徳」というのは、精神的な修養を通じて身につけた品性や優れた人格のこと。『論語』で有名な孔子（紀元前551～479年）の説いた概念です。「不徳の致すところ」は、自分には徳が備わっておらず、本来なすべきことをできなかった、と謝罪する言葉です。あれこれと言い訳をせず、力不足を認めて潔く謝る言い方です。

類義語に「(私が）至らないばかりに」。

■使用例①――自身のミスを認め、謝罪するとき

●これもすべて、私の不徳の致すところです。

■使用例②――組織に対するクレームに応答するとき
●対応の遅れは、私どもの不徳の致すところであり、お恥ずかしい限りです。

お詫びのしようもございません

難易度★★★☆☆

意味は、「謝罪も不可能なほど、ひどいことをした」ということです。

軽い謝罪の「すみません」、定番の「申し訳ありません（ございません）」に加え、ボキャブラリーに加えたい言い回しです。もはや謝ることさえできない、と言う「お詫びのしようもございません」は、謝罪フレーズの最上級と言っても良いでしょう。

まったく弁明できないと認める「申し開きのできないことです」も覚えておきましょう。

■使用例①――待たされてイライラした患者さんに謝るとき
●お忙しいのに長時間お待たせしてしまい、お詫びのしようもございません。

■使用例②――後輩や部下が患者さんに迷惑をかけたことを謝罪するとき

●大変ご迷惑をおかけし、監督者としてお詫びのしようもございません。

致しかねます

難易度 ★★★★☆

意味は、「相手の期待どおりにはできない」ということです。

いくら無茶な要望・要求であっても、「できません！」と突っぱねるのは失礼なことです。「～しようとしたが、難しい」という趣旨の「～かねます」という語尾に慣れておきましょう。「お答えしかねます」「ご対応しかねます」「ご期待には沿いかねます」のように使います。自身の動作を謙遜して言う「致す（致します）」と組み合わせると「致しかねます」。「あいにく」「申し訳ないことに」「心苦しいのですが」などのクッション言葉を付け加えると効果的です。

■使用例①――時間外の対応を求められ、断るとき

●ご期待に沿えず恐縮ですが、時間外の診察は致しかねます。

■使用例②――こちらの病院・施設ではできないことを要求され、断るとき

●私どもではお手伝い致しかねます。悪しからずご了承ください。

監督不行き届き

難易度★★★★☆

意味は、「部下や後輩などを十分に監督できていなかったこと」。

部下や後輩などがミスを犯した場合、謝罪の仕方には注意が必要です。「私のせいではないんです、こいつが悪いんです」という気持ちが見えてしまうのはNGです。相手からすれば、ミスをした当人もあなたも、同じ組織の一員ですからね。先輩や上司として、指導不足・管理不足（＝監督不行き届き）だったことを詫びましょう。他にも、「今回の件はひとえにリーダーの私の責任です」「私の指導が不十分でした」という言い方もできます。

■使用例①――部下や後輩が患者さんに迷惑をかけてしまったとき

●私の監督不行き届きで、A様にはご迷惑をおかけし、申し訳ありません。

■使用例②――リーダーの責任を追及するとき

●Aさんが悪いのは確かだけれど、あなたの監督不行き届きでもあるよね。

寛恕

難易度★★★★★

意味は、「寛大な心で許すこと」。

謝る際、子どもは「ごめんなさい」と言いますね。これは「免」＝「許し」を求めるフレーズです。それと同じ意味で、大人の使うフレーズが「ご勘弁くださ い」「ご容赦ください」。さらにあらたまった表現にしたのが「ご寛恕ください」です。寛大な人柄を見込んで、寛容に恕《ゆる》してくれるよう頼む言い方。寛大な人であると、相手の器を立てるニュアンスがあります。

なお、「恕」は中国思想のキーワードの1つ。「思いやり」や「同情」のことです。

■使用例①――患者さんに対するお詫びの一筆

●何卒ご寛恕のほどお願い申し上げます。

■使用例②――自分やメンバーのミスで医師や上司に迷惑をかけてしまったとき

●以後十二分に気をつけますので、どうかご寛恕いただけないでしょうか。

うかつ（迂闊）

難易度 ★★★★★

意味は、「注意が足りず、ぼんやりしていること」。

「未熟者で」「力が及びませんで」と謝罪する場合、現段階では能力が足りていないことを意味するわけですが、「うかつ」と言った場合には、本来はできるはずなのに一時的にぼーっとしていたとか、油断してやるべきことを怠っていたとかいった状態がイメージされます。

偶然にも、類義語の「うっかり」と音が似ているのですが、語源は違います。漢字で書くと、「迂闊」で、回りくどく役に立たない、という意味の言葉でした。

■使用例①――患者さんの呼ぶ順番を間違え、余計に待たせてしまったとき

●お呼びする順番を間違えてしまうとは、大変うかつでした。

■使用例②——上司に自身のミスを報告するとき
●Aをお渡しすべきところ、うかつにも、Bをお渡ししてしまったのです。

明るくない

難易度★★★★★

意味は、「特定の分野に詳しくない、疎いこと」。

熟語で「明晰」「賢明」という語があるように、「明るい」は物事をよく分かっている、十分に知っていることを意味します。「明るくない」と言えば、その分野をあまり知らないという意味です。「知りません」「分かりません」と言うと、ぶっきらぼうですが、「明るくない」であれば、やわらかな印象です。

道を尋ねられて分からない場合にも、「この辺りには明るくなくて」と言うことがあります。

■使用例①——患者さんや医師・同僚から質問されて分からなかった
●お恥ずかしいことに、その辺りのことにはあまり明るくなくて……。

■使用例②——自分は分からないが、知っていそうな人に取り次ぐ

●私は明るくないのですが、Aさんならお詳しいかと。

気を揉む

難易度 ★★★★★

意味は、「あれこれ心配し、胸を痛めること」。

謝罪会見で「ご心配をおかけいたしました」「お騒がせいたしました」と頭を下げる姿を見かけます。具体的に迷惑をかけた場合だけでなく、自分たちのせいで多くの人の気持ちを動揺させてしまった点に関しても、謝罪するわけです。その発想は個人のレベルでも同じでしょう。やきもきすることを意味する「気を揉む」を用いれば、「気を揉ませてしまい、申し訳ありませんでした」などと、気苦労をかけた相手に謝ることができます。「お心を煩わせてしまい」とも。

■使用例①——検査結果の通達を待たせてしまった相手に一言詫びるとき

●お待たせしました。長らく気を揉ませてしまい、失礼致しました。

■使用例②――手術が終わるのを待つご家族にお声がけするとき

●どうしても気を揉んでしまいますよね……心中お察しします。

襟《えり》を正す

難易度★★☆☆☆

意味は、「気を引き締めること」です。

着物の襟元をきちんと整えることから、気持ちをシャキッと引き締める様子を伝える表現になりました。「襟を正します」と宣言すれば、緊張感や真摯な対応を感じさせます。

職場の規律が乱れてきたとき、気の緩みからミスが生じてしまったとき、きちんとしたムードに切り替えるスイッチとしてぜひ覚えておきたい言葉です。

類語には「姿勢を正す」「居住まいを正す」があります。

■使用例①――失敗した後、今後の決意を語るとき

●今後はこのようなことのないよう、襟を正して臨む所存です。

■使用例②――メンバーに気を引き締めるよう注意するとき

●これまで以上に襟を正してまいりましょう。

かまける

難易度★★☆☆☆

意味は、「何かに気を取られ、他を顧みる余裕のない状態」。

脇道の何かに心を奪われ、本来大事にすべきことを後回しにしてしまっていることへの反省をにじませて使う表現です。例えば、「あの歌舞伎役者は、ドラマや映画にかまけてばかりで、肝心の歌舞伎のほうはさっぱりだ」のように使います。

作業や対応の優先順位を間違えてしまっていたときに、謝罪のフレーズに織り込むと良いでしょう。

■使用例①――やるべき作業を忘れたり後回しにしたりしてしまったとき

●目の前のあれこれにかまけて、失念してしまいました。

■使用例②――私語の多い後輩に注意するとき

●おしゃべりにかまけていないで、手を動かしてね。

粗相《そそう》

難易度★★☆☆☆

意味は、「不注意からの過ち」です。

文字通り、注意が粗いがゆえに起きるミスです。自分の過ちを謝罪する場合にも使えますし、他人に釘を刺すシチュエーションで、「くれぐれも粗相のないように」と言うこともできます。そう言えば、若者の飲み会では、うっかりお酒をこぼしてしまった人に対し、「粗相!」のコールをかけることがあるようです。

また、「粗相」は、赤ちゃんや老人などが、大小便をお漏らししてしまうことを婉曲的に言う表現でもあります。

■使用例①――物を落とす、声を荒らげてしまうなどの失敗をしたとき

●これは、とんだ粗相をいたしました。

■使用例②――お漏らしに関して、ご家族に婉曲的に話をするとき

●気になるのが、最近ちょっと粗相の回数が増えていることなんです。

立て込んでいる

難易度 ★★★★★

意味は、「混みあう様子。また、たくさんの用事や仕事が一時に重なる様子」。「あー、忙しい忙しい」と愚痴を漏らしたくなるときもありますが、「忙」という漢字が「心を亡くす」と書くとおり、「忙しい」と言えば言うほど、職場がギスギスしてくるような感じがします。患者さんらに対しても、「忙しいんです」と言うと、拒絶しているような印象を与えます。

「忙しい」の連発を避けるために、「立て込んでいる」をはじめ、「慌ただしい」「ちょっと余裕がない」など、バリエーションを持っておくと良いでしょう。

■使用例①――頼まれた仕事を引き受けられないと告げるとき

●明日は立て込んでいて、そちらまでは手が回りそうにありません。

■使用例②――予約を空いている日に誘導するとき

●○日は連休明けで立て込みそうなので、□日などはご都合いかがでしょうか。

ごもっとも

難易度★☆☆☆☆

意味は、「相手の言い分が理にかなっていること」。

クレーム対応で重要なのは、感情的に反論しないこと。患者さんとケンカをしても仕方がありません。先方の頭に血がのぼっているときほど、こちらは冷静に話を聞きます。具体的な事実関係というよりは、悲しんだり怒ったりしているという、相手の感情の核心の部分を受け止めるつもりで「ごもっともです」と言いましょう。なお、相手の言い分を受け止めるあいづちとしては、他にも「おっしゃる通りです」「さようでございます」「まさしくそうです」などがあります。

■使用例①――クレームに対して

●お怒りはごもっともでございます。申し訳ございません。

■使用例②――部下の言い分を聞きつつ、忠告するとき

●言い分はごもっともだけど、事実として○○はしていなかったわけだよね。

COLUMN 4 温かく説得力のある「ことわざ」「故事成語」10選

通院・入院中、看護師の言葉が心の支えになったという方は多くいます。ここでは、患者さんやご家族へのお声がけのヒントとして、心の支えになりそうなことわざ・故事成語を集めました。
なお、患者さんには、自分よりも年上の方も多いでしょうし、病気の不安や恐怖は究極的にはご本人にしか分からないものですから、偉そうに説教を垂れる口ぶりにはならないよう、十分にお気を付けて。

①「案ずるより産むが易し」

意味 始める前はあれこれ心配するものだが、実際にやってみると意外に簡単にできてしまうものだ。

例文 不安も多いでしょうが、「案ずるより産むが易し」と言いますよ。どっしりと構えていらっしゃってください。

②「待てば海路《かいろ》の日和《ひより》あり」

意味 海が荒れていても、待てば、出航にふさわしい日が訪れるように、焦らず待っていれば、幸運はそのうちにやってくる。

例文 今回の退院延期はお気の毒でした。でも、待てば海路の日和あり、ですよ。

③「雨だれ石を穿《うが》つ」

意味 雨だれでも、長い間同じ石に落ち続ければ、ついには石に穴をあけることから、小さな努力を続ければ、大きな成果につながること。

例文 雨だれ石を穿つ、と言います。お辛いでしょうが、リハビリ、一歩ずつ頑張りましょうね。

④「禍福は糾《あざな》える縄の如し」

意味 幸福と不幸は表裏一体で、かわるがわる来るものである。苦あれば楽あり。沈む瀬あれば浮かぶ瀬あり。

例文 禍福は糾える縄の如し、ですもの。また良いこともありますよ。

⑤「塞翁《さいおう》が馬」

意味 ある不運が次の幸運を招いたり、その幸運が次の不幸の原因になったりするなど、人間の幸不幸は次々変わり、分からないものであること。

例文 人間万事塞翁が馬と言って、何が幸運につながるか分からないものですよ。

⑥「冬来たりなば春遠からじ」

意味 苦境を耐え抜けば、やがて幸福・繁栄の時期を迎えられること。

例文 さぞ痛むでしょう。お辛いでしょう。でも、冬来たりなば春遠からじ、です。

⑦「七転び八起き」

意味 七度転んで八度起き上がることから、何度失敗しても屈せず、努力すること。

例文 なかなか思うようには行きませんが、七転び八起きの精神で行きましょう。

⑧「病は気から」

意味 病気は気の持ちようによって、良くも悪くもなる。

例文 病は気から、と言いますから、あまり後ろ向きになっても良くありません。

⑨「笑う門には福来たる」

意味 よく笑っている人の家には、自然に幸福がやって来る。

例文 笑う門には福来たる、ですから、お孫さんと話したりお笑い番組を見たりして、どんどん笑ってください。

⑩「人事を尽くして天命を待つ」

意味 できることを全てやったら、その後は静かに天命に任せるということ。

例文 人事を尽くして天命を待つ。諦める前にやれることは一緒に頑張りましょう。

第5章

事例編
こんなシチュエーションのときにはどうしたら？

Q1

来院から診察まで2時間以上待たされている、と、怒り心頭の患者さん。どのように謝るべきでしょうか。

病院に対する不満のかなり上位に来るのが、待ち時間が長いことです。診察の時間は数分程度の場合でも、そのためにときに何時間も待たなければならないことも。この点を皆、不満に思っています。特にインターネットや電話での予約制度がある場合、その予約制度を利用したにも関わらず、希望する時間に見てもらえなかった際には、ひどくお怒りになるケースもあるようです。

病院のキャパシティーを超える数の患者さんが来た、ある患者さんの症状が複雑あるいは重篤で対応に長い時間がかかってしまった、直ちに治療を必要とする病状の患者さんが運び込まれてきたなど、病院側の努力だけではいかんともしがたい事情もあるでしょう。

自分たちが悪いわけではないのに、一方的に厳しいクレームを言われるのは、決して愉快なことではありません。それゆえ、どうしても弁明をしたくなってしまうものです。しかし、その弁明は、言い訳に聞こえ、患者さんの怒りを増幅させてしまう恐れがあります。

まずは、弁明抜きに、遅くなってしまっている点を真摯に謝罪しましょう。
「大変お待たせし、誠に申し訳ございません」
「予約時間から大幅に遅れてしまっている旨、深くお詫び申し上げます」
と、心から謝罪した上で、あとどれぐらいでご案内できそうか、時間の目安もしくは待ち人数を調べ、お知らせするようにしましょう。目安が分からない、ゴールの見えない状態が人にとって一番ストレスが溜まる状態なので、すぐにはご案内できないとしても、おおよその目安さえ分かれば落ち着く、という患者さんも多いものです。

なお、自分よりも後に来た人が先に診療室等に通されているのを見ると、人は疑心暗鬼になるものです。差し迫った病状にある患者さんで、ただちに治療を必要とする患者さんもいますので、そうした事情なども、可能な範囲で丁寧にご説明申し上げましょう。

ちなみに、クレームがあったからといって、順番を入れ替えてしまうと、それを見ている他の患者さんからまたクレームが入り、収拾がつかなくなる事態となります。

謝罪や事情説明により怒りが収まり、様子が少し落ち着いてきたようであれば、相対的に来院者の少ない曜日や時間帯をお伝えすると、次回以降の来院の参考としていただけるでしょう（「金曜日の午後であれば、ほとんど待ち時間なく診察を受けられます」「13時から午後の部の診察券を受け付けますので、お昼のついでにでもお立ち寄りいただくと、午後の部で早めにご案内ができます」など）。

連日たくさんの患者さんに応対する医師や看護師は、押し寄せる患者さんたちに疲弊し、いかに効率良く事務的に処理するかが優先されがちになってしまうかもしれませんが、そのような心境に陥ったときは、改めて一人ひとりの患者さんは体調不良や怪我で困って病院にたどり着いたのだということと、人間は感情の動物だということを思い出しましょう。

Q2

待合室で、お仕事のお電話を始めた患者さんがいらっしゃいました。外来が混み合っており、随分お待たせしてしまっているので、注意するのも気が引けてしまいます。どのようにお声がけしたら良いでしょうか。

仕事相手とお電話されている場合、それを遮るようにして注意をすると、「邪

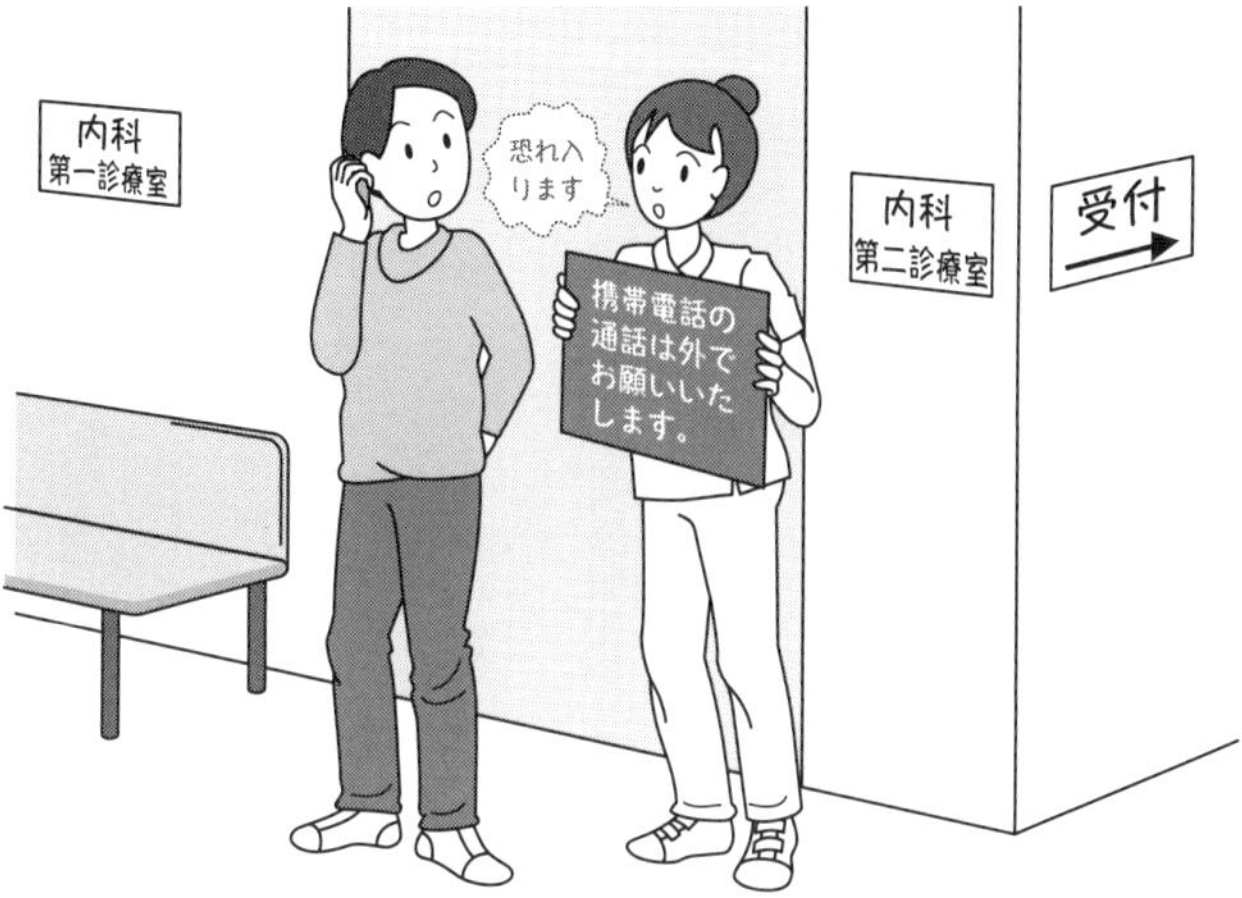
内科
第一診療室
恐れ入ります
携帯電話の通話は外でお願いいたします。
内科
第二診療室
受付

魔をするな！」と逆上されるケースがあります。

また、プライドの高い人は、人前で恥をかかされると反撃しやすい傾向にあります。他の患者さんたちもいる前で、

「待合室で、携帯電話で話したらいけませんよ！」

「病院で、携帯電話で話さないのは常識だろう」

と、相手の常識や良識を疑うような注意の仕方をしてしまうのは危険です。自分の名誉を守りたい気持ちもあって、感情的に猛反論してくることがあります。トラブルが必要以上に大きくなってしまいます。

かといって、そのまま見過ごすわけにもいきませんので、あらかじめ、携帯電話の

不適切な利用に関する注意書きをまとめたボードなどを作っておくと良いでしょう。「携帯電話の通話は外でお願いいたします。待合室での通話はご遠慮ください」といったメッセージを書いたボードを用意しておくのです。そして、通話する患者さんが現れたら、静かに近づき、「恐れ入ります」と小声で話しかけ、そのメッセージが視界に入るよう見せるのです。このやり方なら、電話の会話自体を邪魔することもありませんし、口頭で注意するよりは、その人に恥をかかせないですみます。

メッセージを見せた後、その人が協力して外に出てくれた場合には、その後、診察等にご案内するタイミングや会計のタイミングで、さりげなく「先ほどはご協力をいただきましてありがとうございました」とお伝えすると良いでしょう(ただし、嫌味に聞こえないよう、言い方に気をつけて)。

Q3

ある患者さんは、看護師や事務員をつかまえては30分以上お話しになります。お力になりたいのは山々ですが、その患者さんにばかり構っていられない、というのが本音です。気分を害さずに、話を打ち切るにはどうしたら良いでしょうか。

　基本的なスタンスは、第4章でも述べた「義理人情」のスタンスです。「お話はお聞きしたい」という「人情」をにじませつつも、仕事上の論理として時間が限られており、これ以上お付き合いするのは難しい、という「義理」をお伝えします。

「その話、続きが気になるところなのですが、あいにく、混み合ってまいりましたので」

「せっかくお話しくださっているところですが、医師から呼び出しがかかっております」

と言うように断るわけです。

　たいてい、そうした患者さんは毎回話が長くなる傾向にあるものです。看護師の間で情報を共有し、お話が許容できる長さを超えてきたところで、別のスタッ

フが、
「○○さん、誠に申し訳ないんですが、こちらの看護師は今から急ぎの担当作業に当たらなくてはなりません。恐縮ながら、この辺で失礼させていただきますね」と割って入るような、巧みな手はずを考えておきましょう。

病院で話したがる人は、普段話し相手がおらず寂しい思いをしていたり、話を聞いてもらうことで自己肯定感を得たりしている人が多いと言えます。「今こちらは忙しいのだから、あなたなんかの話を聞いている場合ではない」というスタンスで接すると、邪魔者扱いされた、軽んじられた、と感じて自己肯定感が下がり、感情的に不安定になってしまいます。怒り出したり逆恨みしたりし、事態がこじれる恐れがあります。

情緒的な面としては、その人を尊重しつつ、うまく理屈立てて説明し、その場を離れられるようにしましょう。

どうしてもネガティブな結論を伝えにくいようであれば、
「○○さん、今日は混み合っているので、お時間が取りにくいのですが、35分までなら、お話ができそうです。○○の件、それまで聞かせてもらっていいですか」と、肯定的な提案をしましょう。その際は、期限の時刻をはっきりと強調するようにします。

Q4 患者さんから、病状についての質問がありました。どのように答えたら良いでしょうか。

インターネットの時代となり、患者さんご本人やご家族が、病状や薬、手術方法等について、自ら調べていらっしゃるパターンも増えてきました。それもあって、「私って、〇〇で、もう助からない病気なのではないか」などと、患者さんに質問されるケースもあるでしょう。

医師から話を聞いているケースもあれば、これまでの職務経験の中で、おおよその察しが付いている場合もあるでしょう。しかし、そうであったとしても、病名や病状を説明するのは、あくまで医師の権限です。看護師が立ち話の中で不用意に答えて良いものではありません。

「あいにく私では分かりかねます。まもなく医師からご説明をいたしますので、もう少々お待ちください」

とお伝えする程度にしましょう。

なお、会計・手続きのことも、看護師にはわからない部分が多いでしょう。いい加減なことを答えてしまうと、後々厄介な状況にもなりかねません。どこでどのように尋ねたら良いか、適切な部署にきちんと案内して差し上げましょう。

Q5

患者さんから、トイレの掃除が不十分だと厳しいお叱りを受けました。うちの病院では、トイレの清掃は専門業者の管轄で、私には事情は分かりかねます。こうした、清掃や食事、設備など、自分ではどうしようもないことに関するご意見・ご要望をお聞きしたときには、どのように答えたら良いでしょうか。

自分の担当外の領域に関し、お客さんからクレームがあったときには、中立的な立場を守りながら、具体的にどのような点を問題だと感じたかをヒアリングしましょう。

「とおっしゃいますと?」
「特にどういう点が気になりましたか?」

といった質問をし、内容を控えておきます。

「そうなのですね。ご不快な思いをさせて申し訳ありません」

と、感じさせた不便や不快、不満に対してお詫びすることは必要でしょうが、

「料理、あー、確かにまずいって評判なんですよねー」

などと、不用意に個人的同意をしてしまわないようにしましょう。

ひと通り聞き終えたら、

「今いただきましたご意見は、私の責任で担当部門に申し伝えます。ご協力ありがとうございました」

と、意見を聞かせてくれたことに対するお礼を伝え、担当部門に伝えましょう。

Q6

4人部屋に入院している患者さんのご家族が、面会時間を過ぎてもなかなか帰らず、おしゃべりの音量も大きくて迷惑だ、と、同室の方からクレームが入りました。どのように注意したら良いでしょうか。

入院生活、それも4人部屋での入院生活となると、不便なこと、不愉快なことが多いものです。そうした状況下で、患者さんたちは、不平等・不公平というこ

とに敏感です。相部屋の他の患者さんが、規定を守らずに自分たちに迷惑がかかっている場合、許せないとお怒りになることもしばしば。

かといって赤の他人同士ですから、直接、問題の当人に指摘することはしにくいわけです。「看護師さん、あの人どうにかしてくださいよ」と言われ、看護師が仲介・仲裁しなくてはならないことが多いでしょう。

そのときにしてはいけないのが、「あの人がうるさいって言ってますよ」と言うように、名指しをして、どの患者さんがクレームを言っているのかを伝えてしまうことです。部屋の中での対立を加速させてはいけません。場合によっては、「看護師さんは、私よりもそちらの患者さんの言うことを聞くんだ。そちらの患者さんを優遇するんだ」と変な逆恨みを招くこともあります。

あの人が言っているから注意した、というよりは、病院のルールだから、とご説明するほうが適切です。

「ご家族も働いていらっしゃるので、なかなか時間内の面会が難しいのかもしれませんが」

などと配慮する姿勢を見せつつも、

「全体の決まりで○○となっております。皆さんにお守りいただいている、病院全体での規則でございます。ご配慮をいただきますようよろしくお願い申し上げます」

とご説明してください。

Q7

担当していた入院患者さんのご家族から、「○さんには良くしてもらったから」と商品券を渡されました。病院の規定で、金品の授受は禁止されています。どのように言って断れば良いでしょうか。

個人としてはありがたく感じていると言う人情、組織としては受け取ってはならないと言う義理、これをそれぞれお伝えする形で辞退しましょう。

「お気持ちだけで十分でございます」

「お心遣いは嬉しいのですが、病院の規定でそうしたものはお受け取りできないことになっています」

「せっかくお持ちいただいたんですが、あいにくいただけないんです」

「身に余るお言葉を賜り、恐れ入ります。しかしこうした贈り物はご遠慮させていただきます」

といった答え方です。

なお、個人的な連絡先を尋ねられた場合なども、同じようにご説明しましょう。

「あいにく」

「せっかくですが」

「仲良くさせていただきたいのは山々ですが」

と、一個人としては光栄であり、教えられないのは残念である、と言う気持ちを示しながらも、毅然とした言い方で辞退します。

なかなか諦めない患者さんには、

「病院宛に近況報告のお便り等いただけたら、嬉しく存じます」

とオフィシャルな形でのご連絡をお願いするようにしましょう。

Q8

入院患者さんが、いつもご家族の悪口をおっしゃるんです。「全然お見舞いに来ない」とか、「自分のことを面倒くさがっているに違いない」とか。ご家族は週に1、2回はお見えですし、お話ししている限り、そのような素振りはないように思うのですが……。どのように対応したら良いでしょうか。

傍から見れば、「十分に対応している、サポートしている」と思われるご家族のことを、患者さんが不満に感じているケースがあります。その際、気をつけたいのは、あくまでその不満は、患者さんの主観の問題であるという点です。

客観的に見れば、週〇回来ているではないか、ということになるのですが、ご本人の主観としては、それが期待より少なく、不足だ、不満だ、と思っているわけです。それが、本人にとっての現段階の真実です。真実を否定すると、対立になるだけです。

ですから、「全然そんなことないですよ、皆さんたくさんいらっしゃってるじゃないですか」と、頭ごなしに患者さんの感じ方を否定する言い方は避けたほうが賢明です。かといって、患者さんと一緒になってご家族の悪口を言うのも、良いことではありません。

「と、○○さんはお感じなんですねぇ」などと、あくまでその患者さんの話を聞き手としてうかがっている立場から、相槌を打つようにしましょう。その上で、「回数が少ないように思われて、寂しく心細く感じていらっしゃるんですね」と、愚痴の中核にある、感情の部分を受け止めてあげることを意識します。

やり場のないネガティブな感情を受け止めてもらえると、徐々に、冷静になる患者さんも多いものです。そうなったタイミングで、「働きながら、週2回面会に来て下さるのは、息子さんも、○○さんがご心配で仕方がない証だと思いますけどね」と、自分側の見解をお伝えすれば、聞く耳を持っていただけるでしょう。

こうしたスタンスは、患者さんが担当医師に関して愚痴を漏らす場合も同じです。

ただ、こちらに関しては、病院全体で対処できる部分もありますので、スタッフ間で情報共有を行い、治療やサポートの参考としていきましょう。

COLUMN 5 きちんと読めるようにしておきたい漢字30

読み方を間違いやすい難読語を集めました。読み間違いがあると、内容が正確に伝わらず、患者さんやご家族を混乱させてしまいます。あなたの知性や常識を疑われてしまうことにもつながります。以下、何個読めるかチェックしてみましょう。

①齟齬	②便宜	③鑑みる	④遵守	⑤歪曲
⑥婉曲	⑦馴化	⑧柔和	⑨常套句	⑩未曾有
⑪三昧	⑫会得	⑬払拭	⑭穏便	⑮瑕疵
⑯吹聴	⑰相殺	⑱幇助	⑲奏功	⑳折衷案
㉑発起人	㉒髣髴	㉓踏襲	㉔巣窟	㉕強面
㉖好々爺	㉗矍鑠	㉘流涎	㉙月極	㉚迂回

▶解答

①そご	②べんぎ	③かんが(みる)	④じゅんしゅ	⑤わいきょく
⑥えんきょく	⑦じゅんか	⑧にゅうわ	⑨じょうとうく	⑩みぞう
⑪ざんまい	⑫えとく	⑬ふっしょく	⑭おんびん	⑮かし
⑯ふいちょう	⑰そうさい	⑱ほうじょ	⑲そうこう	⑳せっちゅうあん
㉑ほっきにん	㉒ほうふつ	㉓とうしゅう	㉔そうくつ	㉕こわもて
㉖こうこうや	㉗かくしゃく	㉘りゅうぜん	㉙つきぎめ	㉚うかい

著者略歴

吉田裕子（よしだ・ゆうこ）

国語講師として大学受験塾で教えるほか、カルチャースクールや公民館、企業の研修などで、大人向けに日本語や文章の書き方、古典入門などの授業も担当する。NHK Eテレ『ニューベンゼミ』に敬語の指南役として出演するなど、テレビ・ラジオ・雑誌にも多数出演。『大人の語彙力 使い分け辞典』（永岡書店）、『すぐ書ける文章術』（ダイヤモンド社）など著書は30冊以上。『正しい日本語の使い方』（枻出版社）や『大人の語彙力が使える順できちんと身につく本』（かんき出版）は10万部突破のベストセラーになっている。東京大学教養学部・慶應義塾大学文学部卒業、放送大学大学院修了。

information

◎研修・講演を承ります。

［テーマの例］

▷正しい日本語の使い方

▷敬語ルールと会話中での実践

▷安心感と信頼感を与える接遇フレーズ

▷気まずい間をなくす雑談術

▷速く書け、相手に伝わる文章作成法

内容や進め方、難易度などは、組織の理念や現状、受講者の課題をうかがった上でカスタマイズいたします。

国語講師　吉田裕子

・ホームページ　https://yukoyoshidateacher.jimdo.com/

・ブログ　https://ameblo.jp/infinity0105/

・メールアドレス　yukoyoshida.infinity@gmail.com

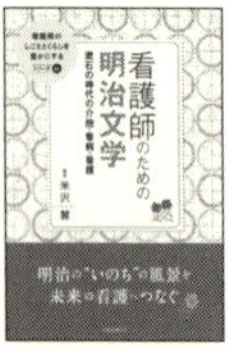

第6巻 看護師のための 明治文学

［編著］米沢 慧

漱石の時代の介抱・看病・看護

▷医療者の看病に「一点の好意によって、急に生きて来る」と感謝する夏目漱石
▷病人にとって「精神的な介抱」が重要と医療・看護の問題を鋭く論じる正岡子規

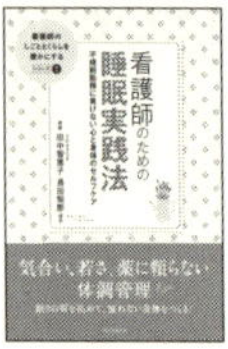

第7巻 看護師のための 睡眠実践法

［著］田中智恵子・長田梨那 ほか

不規則勤務に負けない心と身体のセルフケア

▷「朝起きられない」「昼間とにかく眠い」などの悩みはセルフケアで改善できる！
▷睡眠外来クリニックの保健師が教える、交代勤務を上手に乗り切る睡眠力アップ術

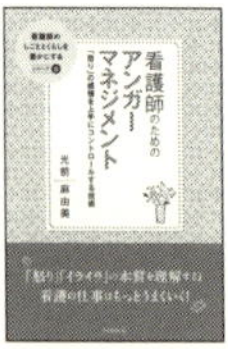

第8巻 看護師のための アンガーマネジメント

［著］光前麻由美

「怒り」の感情を上手にコントロールする技術

▷「イライラ」の本質を理解し、日々のストレス、人間関係の悩みをスッキリ解消
▷すぐに現場で実践できるテクニックを現役看護師の視点でわかりやすく解説

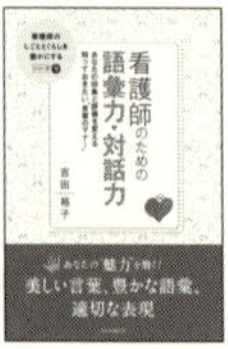

第9巻 看護師のための 語彙力・対話力

［著］吉田裕子

あなたの印象と評価を変える、知っておきたい“言葉のマナー”

▷魅力を磨く“美しい言葉、豊かな語彙、適切な表現、心をひらく雑談術”
▷語彙と言い方のバリエーションが増えれば、どんな状況にも自信をもって臨める！

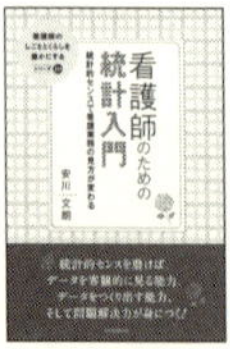

第10巻 看護師のための 統計入門

［編著］安川文朗

統計的センスで看護業務の見方が変わる

▷「物事を客観的に把握する力」とは、すなわち「統計的センス」
▷アンケート調査のデザインと分析の実際など、実践的に学べる！

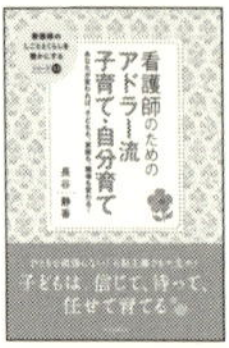

第11巻 看護師のための アドラー流 子育て・自分育て

［著］長谷静香

あなたが変われば、子どもも、家庭も、職場も変わる！

▷ひとりで頑張らない。６割主義でも大丈夫！　信じて、待って、任せて育てる
▷罪悪感は不要。子どもには「ごめんね」ではなく「ありがとう」と伝える

本文デザイン・DTP　株式会社サンビジネス
イラスト　卯坂亮子
装　　丁　櫻井ミチ

看護師のしごととくらしを豊かにする⑨
看護師のための語彙力・対話力
あなたの印象と評価を変える知っておきたい“言葉のマナー”

2018年12月19日　第1版第1刷発行

著　者　吉田 裕子
発行者　林　諄
発行所　株式会社日本医療企画
〒101-0033　東京都千代田区神田岩本町4-14
神田平成ビル
TEL03-3256-2861（代）
FAX03-3256-2865
http://www.jmp.co.jp
印刷所　大日本印刷株式会社

ISBN978-4-86439-724-7 C3030